特異的発達障害
診断・治療のための
実践ガイドライン
― わかりやすい診断手順と支援の実際 ―

［編　　集］特異的発達障害の臨床診断と治療指針作成に関する研究チーム
［編集代表］稲垣真澄　独立行政法人　国立精神・神経医療研究センター精神保健研究所知的障害研究部部長

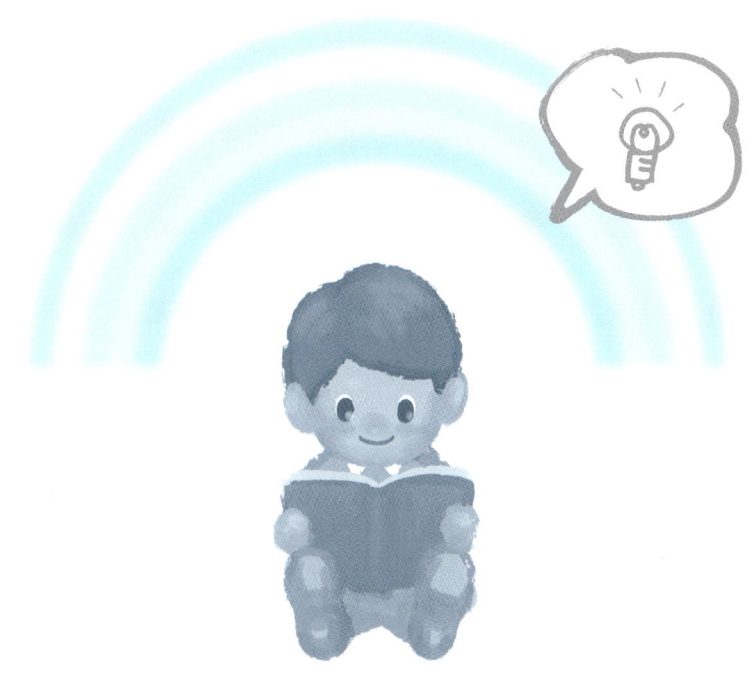

診断と治療社

はじめに

　特異的発達障害 診断・治療のための実践ガイドライン―わかりやすい診断手順と支援の実際―をお届けします.

　発達障害者支援法の施行から早5年が過ぎました．この間，自閉症・アスペルガー症候群など広汎性発達障害やADHD（注意欠如・多動性障害）についての関心が深まり，"ちょっと気になる子どもたち"の行動や社会性にかかわる相談が一般小児科の外来場面でも日常茶飯事となっています．一方，国語や算数など学習のつまずきは学校や家庭といった教育場面の問題であることと，学習障害の概念がわかりにくいということのため，検査を含めた正しい診断法や治療指針の手順が医療関係者の中でも定まっていない，という状況にあるのではないでしょうか．

　文字の読み書きや算数のつまずきを主訴に受診された子どもたちを最初にみる医師にとって，通常の外来での的確な診断をする方法や指導アドバイスにつながる治療指針を参照できるといいな，という素朴な発想から生まれたものが本書です．特異的発達障害のうち，比較的臨床現場で経験することの多い「特異的読字障害」や「特異的算数障害」に焦点をあてて，どなたにもわかりやすい内容をもつ"実践的な診断・治療ガイドライン"を目指しました．

　はじまりは，平成19年よりスタートした精神・神経疾患研究委託費による「神経学的基盤に基づく特異的発達障害の診断・治療ガイドライン策定に関する研究班」でした．研究班の中に，診断手順と介入指針を検討する有志の集まりができ，そのチームによって企画され，3年間にわたる議論の末に本ガイドラインは生まれたのです．そのため執筆者は，上記研究班の班員と協力者という，わが国の本領域におけるエキスパートの方々が中心となっています．

　内容は，特異的発達障害に関する具体的な診断手順と詳細な説明から構成されています．前者は，外来で遭遇した子どもたちの検査・評価をすぐに行えるように工夫されています．後者では，定義，病態，臨床症状，診断検査，二次障害そして介入法が詳述されています．また，研究班員による業績・知見は，プラスワンという項目を作って別記してあります．症例の紹介では，指導の実際がポイントとともに見やすい表示を心がけました．従いまして，この部分の参照だけでも理解が深まることでしょう．また，トピックスとして，Williams症候群を取り上げました．この症候群に対する支援策は，多くの子どもたちの読み書き指導において参考になる点があると思っています．

　私たちは本ガイドラインを，読み書き障害や算数障害で悩んでいる子どもたちのために是非とも役立てていただきたい，と願っています．しかしながら本書は完成品ではありません．使用していく中で，色々な問題点も出ることでしょう．用語や内容に関しての統一性を保つように細心の注意を払ったつもりですが，誤りがみられた場合，その責務は代表である私が負うべきものと考えます．

　最後に，研究チーム内のやりとりを集約し，獅子奮迅の活躍をしてくれました，知的障害研究部研究生の小林朋佳先生に感謝するとともに，限られた時間内に書籍化を果たすべくご努力いただいた，診断と治療社編集部の柿澤美帆さんと小林雅子さんに，厚く御礼を申し上げる次第です．

2010年5月吉日
　　　　　　　　　　　特異的発達障害の臨床診断と治療指針作成に関する研究チーム　代表
　　　　　　　　　　　独立行政法人　国立精神・神経医療研究センター精神保健研究所
　　　　　　　　　　　稲　垣　真　澄

Contents

I章 特異的読字障害

A 診断手順 ... 2
診断手順概要 2　　読み書きの症状チェック表 4　　サマリーシート 5
① 単音連続読み検査 6　　② 単語速読検査 10　　③ 単文音読検査 16
健常児データ 21

B 定義 ... 24
① 学習障害の定義 24　　② 読字障害の定義 24
③ 本書における用語表現について 25

C 病態 ... 26
① 発生機序の仮説 26　　② 読字障害関連遺伝子 27　　③ 機能障害部位 29

D 疫学 ... 34
① アルファベット語圏における有病率の推定 34　　② 性差について 35
③ 書字表出障害，算数障害および ADHD との関係 35
④ わが国における有病率の推定 35

E 臨床症状 ... 38
① 発達性ディスレクシアの症状 38　　② 発達性ディスレクシア以外の読字障害 39
③ 文字を書く 40　　④ 臨床経過 40

F 診断・評価および検査法 ... 42
① 診断・評価 42　　② 検査法 42

G 治療的介入 ... 45
1. 大阪 LD センター方式 ... 45
2. 鳥取大学方式 ... 50
3. 東京学芸大学方式 ... 55

H 併存症・二次障害 ... 63
① 総論 63　　② 読字障害に対する有益な支援〜併存症・二次障害の観点から 64
③ ADHD 合併例の特徴とその支援 67
④ 広汎性発達障害児に認められる特異的発達障害 72

特異的発達障害 診断・治療のための実践ガイドライン

I 成人例の特徴 …………………………………………………………………… 76
① 成人領域におけるディスレクシア（読字障害）の評価法　76
② 成人のディスレクシアの様相　77　　③ 支援のあり方とコーピング　78

II章　特異的算数障害

A 診断手順 ……………………………………………………………………… 92
診断手順概要　92　　① 算数障害の症状評価のための課題　94
② 算数思考課題　119　　健常児データ　127

B 概論と支援の実際 …………………………………………………………… 129
① 定 義　129　　② 臨床特徴　130　　③ 検 査　131
④ 指導の実際　133　　⑤ 臨床経過　135

プラスワン

- わが国での *DYX1C1* 遺伝子変異スクリーニング検査の現況 ……………… 28
- 脳機能障害部位に基づく読字障害のサブタイプ：日本人小児における研究 ………… 31
- 大細胞系（magnocellular system）機能とマグノ VEP ……………………… 32
- 仙台市の小学校児童における SRD 有病率の推定 ……………………………… 36
- 教育現場との連携の実際 ……………………………………………………… 60
- 併存症・二次障害の予防へむけての課題 …………………………………… 65
- ADHD 症状と読字困難との関連 ……………………………………………… 68
- 岡山大学小児神経科の調査 …………………………………………………… 74
- 特別支援教育の法律・制度 …………………………………………………… 80

トピックス

Williams 症候群における学習のつまずきと支援の実際 …………………………… 81

索　引　138

本書は発行（2010 年）当時の心理検査・神経心理検査をもとに特異的発達障害の診断・支援策をまとめたものです．従いまして，現在使われている用語（例えば限局性学習症）や心理検査（例えば WISC-IV や KABC-II）の内容に置き換えたうえで解釈し，本書をご活用くださいますようお願い申し上げます．

●編集

特異的発達障害の臨床診断と治療指針作成に関する研究チーム

[編集代表]
- 稲垣真澄　　国立精神・神経医療研究センター精神保健研究所知的障害研究部部長
- 小枝達也　　鳥取大学地域学部教授
- 小池敏英　　東京学芸大学教育学部教授
- 若宮英司　　藍野大学医療保健学部教授
- 加我牧子　　国立精神・神経医療研究センター精神保健研究所所長

●分担執筆（執筆順，肩書略）

- 稲垣真澄　　国立精神・神経医療研究センター精神保健研究所知的障害研究部
- 小林朋佳　　国立精神・神経医療研究センター精神保健研究所知的障害研究部
- 小池敏英　　東京学芸大学教育学部
- 小枝達也　　鳥取大学地域学部
- 若宮英司　　藍野大学医療保健学部
- 矢田部清美　国立精神・神経医療研究センター精神保健研究所知的障害研究部
- 杉田克生　　千葉大学教育学部
- 関あゆみ　　鳥取大学地域学部
- 山崎広子　　国立国際医療研究センター国府台病院眼科
- 北　洋輔　　国立精神・神経医療研究センター精神保健研究所知的障害研究部
- 細川　徹　　東北大学大学院教育学研究科
- 内山仁志　　鳥取大学地域学部
- 長尾秀夫　　愛媛大学教育学部
- 林　　隆　　山口県立大学看護栄養学部
- 中島範子　　佐賀大学文化教育学部
- 公文眞由美　久留米市立南薫小学校
- 山下裕史朗　久留米大学医学部小児科
- 荻野竜也　　中国学園大学子ども学部
- 岡　牧郎　　岡山大学医学部小児神経科
- 石坂郁代　　北里大学医療衛生学部
- 中村みほ　　愛知県心身障害者コロニー発達障害研究所機能発達学部
- 成川敦子　　東京都立小金井特別支援学校

I章　特異的読字障害

I章　特異的読字障害

A　診断手順

　特異的読字障害あるいは発達性読み書き障害（発達性ディスレクシア，developmental dyslexia；DD）を含む「読み能力の障害（reading disorder；RD）」をもつ児童の診断に際して，下記手順を用いる．

　検査に先立って，問診場面で，言葉の発達（有意語，二語文出現時期など），就学前における文字への興味などを確認し，養育歴，家族歴等も確認しておくこと，ならびに症状チェック表（p.4）等を用いて，現在有する読み書きのつまずきについて把握することが望ましい．

　読み能力の障害（RD）は，注意欠如・多動性障害（attention deficit hyperactivity disorder；ADHD）や広汎性発達障害（pervasive developmental disorders；PDD）にみられることもあり，知的障害を背景とした読み書き能力の低下も存在することに注意がいる（図1）．つまり，これらの併存症の診断も十分配慮しなければならない．

1　問診および診察

　発達歴，養育歴，教育歴，家族歴，病歴等を詳細に聴取し，通常の診察を行ったうえで，神経学的所見を確認する．

　DD は，知的障害や聴覚障害・視覚障害がなく，家庭環境，教育の機会にも阻害要因が認められないにもかかわらず，読み書きの発達が特異的に障害される状態である（p.24, 25）．

2　全般的知能が正常であることの確認

　標準化された知能検査を用いる．

　たとえば，Wechsler（ウェクスラー）式知能検査（WISC-III）では，FIQ，VIQ，PIQ のいずれかが 85 以上であること．

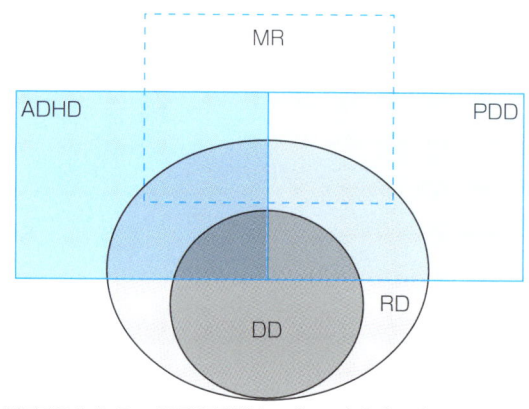

図1　特異的読字障害あるいは発達性読み書き障害（DD）と他の発達障害の関係

3 読み検査課題

下記3課題(4種類)を利用できる.
①**単音連続読み検査**[1]:ひらがな50文字を連続して音読する課題(p.6～9)
②**単語速読検査**[2]:有意味語30個,無意味語30個それぞれの連続音読課題(p.10～15)
③**単文音読検査**[3]:Token testに採用されている3つの文章の音読課題(p.16～20)

いずれの読み課題も,音読に要する時間(音読時間)と読み誤りなどのエラーを計測する.

小数点以下の記録が可能な場合,下一桁まで記載する.エラーの解析を正確に行うためには,ICレコーダーによる記録が望ましい.

4 判定

読み検査課題において,音読時間が平均+2SDを超える所見が2種類以上の課題でみられる場合には「異常」ととらえる.読み誤りの個数が平均より明らかに多い場合も,誤りパターンを詳細に検討し,総合的な判断をするべきである.

上記に該当しない場合や,+1.5SDを超える所見が2種類以上の検査でみられる場合は,経過観察し,定期的に読字・書字の症状を確認し,読みの検査を行っていくことが望ましい.

なお,**症状チェック表**(p.4)で読み(書き)についての項目が7個該当し,読み課題2つに異常がみられる場合は,RDの中で,特にDDである可能性が高い,と考えてよい[4,5].

診断の流れをまとめると図2のようになる.

5 健常児データ一覧

p.21以降の値を採用する[4].

知能検査や音読課題の結果を**サマリーシート**(p.5)にまとめておくと,一覧できて,便利である.

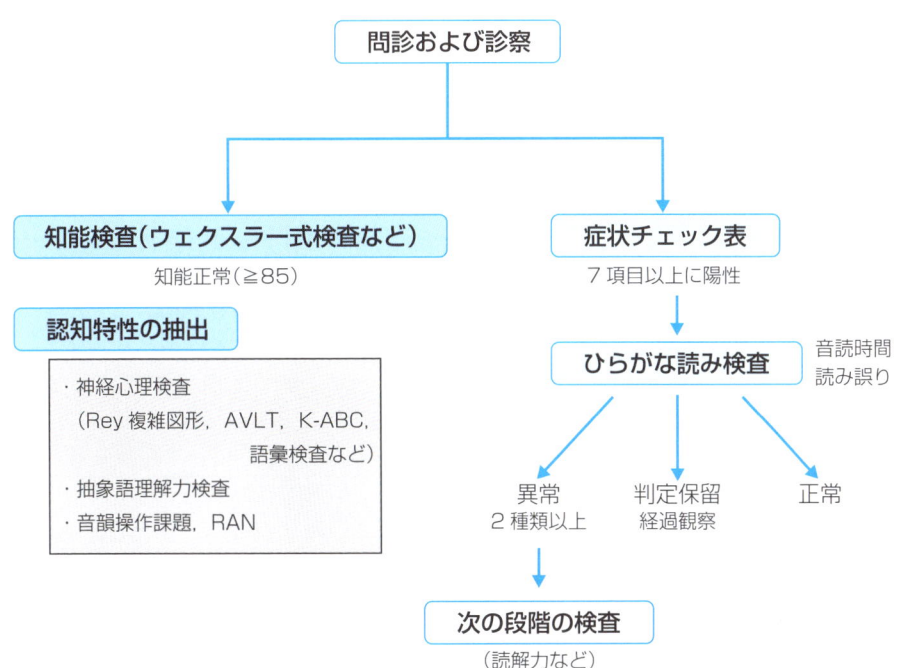

図2 読み書き障害児の診断の流れ

読み書きの症状チェック表

確認日：＿＿＿＿＿＿＿　年　月　日
記録者：医師・その他＿＿＿＿＿＿＿
情報提供者：保護者・教師・その他
病名：＿＿＿＿＿＿＿・ADHD・ASD

氏　名：＿＿＿＿＿＿＿＿＿＿＿　　性別：男・女
生年月日：＿＿＿年＿月＿日（　歳　ヶ月）　学年：＿＿年生

学力(国語)

- ☐ 著しく遅れている(2学年以上、あるいはまったく授業がわからない)
- ☐ 遅れている(約1学年〜2学年、あるいは授業についていけない)
- ☐ やや遅れている(当該学年の平均以下)
- ☐ 遅れていない(当該学年の平均くらい)

読字

①心理的負担
- ☐ 字を読むことを嫌がる
- ☐ 長い文章を読むと疲れる

②読むスピード
- ☐ 文章の音読に時間がかかる
- ☐ 早く読めるが、理解していない

③読む様子
- ☐ 逐次読みをする(文字を一つ一つ拾って読むこと)あるいは、逐次読みが続いた
- ☐ 単語または文節の途中で区切ってしまうことが多い(chunkingが苦手)
- ☐ 文末を正確に読めない
- ☐ 指で押さえながら読むと、少し読みやすくなる
- ☐ 見慣れた漢字は読めても、抽象的な単語の漢字を読めない

④仮名の誤り
- ☐ 促音(「がっこう」の「っ」)、撥音(「しんぶん」の「ん」)や拗音など特殊音節の誤りが多い
- ☐ 「は」を「わ」と読めずに、「は」と読む
- ☐ 「め」と「ぬ」、「わ」と「ね」のように、形態的に似ている仮名文字の誤りが多い

⑤漢字の誤り
- ☐ 読み方が複数ある漢字を誤りやすい
- ☐ 意味的な錯読がある(「教師」を「せんせい(先生)」と読む)
- ☐ 形態的に類似した漢字の読み誤りが多い(「雷」を「雪」のように)

書字

①心理的負担
- ☐ 字を書くことを嫌がる
- ☐ 文章を書くことを嫌がる

②書くスピード
- ☐ 字を書くのに時間がかかる
- ☐ 早く書けるが、雑である

③書く様子
- ☐ 書き順をよく間違える、書き順を気にしない
- ☐ 漢字を使いたがらず、仮名で書くことが多い
- ☐ 句読点を書かない
- ☐ マス目や行に納められない
- ☐ 筆圧が強すぎる(弱すぎる)

④仮名の誤り
- ☐ 促音(「がっこう」の「っ」)、撥音(「しんぶん」の「ん」)や拗音など特殊音節の誤りが多い
- ☐ 「わ」を「は」、「お」と「を」のように、耳で聞くと同じ音(オン)の表記に誤りが多い
- ☐ 「め」と「ぬ」、「わ」と「ね」のように、形態的に似ている仮名文字の誤りが多い

⑤漢字の誤り
- ☐ 画数の多い漢字の誤りが多い
- ☐ 意味的な錯書がある(「草」を「花」と書く)
- ☐ 形態的に類似した漢字の書き誤りが多い(「雷」を「雪」のように)

サマリーシート

施設名：＿＿＿＿＿＿＿＿＿＿＿
主治医・担当者名：＿＿＿＿＿＿＿＿
初診月日：＿＿＿＿年＿＿＿月＿＿＿日

ID：＿＿＿＿＿＿＿＿＿＿＿
氏 名：＿＿＿＿＿＿＿＿＿＿＿　　性別：男・女
生年月日：＿＿＿年＿＿月＿＿日（＿歳＿ヶ月）　学年：＿＿＿年生

I 知能検査(WISC)　　検査日：＿＿＿年＿＿月＿＿日（＿歳）　検査者：＿＿＿＿＿

FIQ =＿＿＿　VIQ =＿＿＿　PIQ =＿＿＿

下位検査評価点(SS)

知識	類似	算数	単語	理解	数唱	絵画完成	符号	絵画配列	積木模様	組合せ	記号	迷路

II 音読検査

① 単音連続読み検査　　検査日：＿＿＿年＿＿月＿＿日（＿年生）　検査者：＿＿＿＿＿

　　音読時間：＿＿＿＿秒　（＿＿＿SD）
　　読み飛ばし：＿＿＿＿個　読み誤り：＿＿＿＿個（＿＿＿SD）

② 単語速読検査　　検査日：＿＿＿年＿＿月＿＿日（＿年生）　検査者：＿＿＿＿＿

有意味語
　　音読時間：＿＿＿＿秒　（＿＿＿SD）
　　読み飛ばし：＿＿＿＿個　読み誤り：＿＿＿＿個（＿＿＿SD）

無意味語
　　音読時間：＿＿＿＿秒　（＿＿＿SD）
　　読み飛ばし：＿＿＿＿個　読み誤り：＿＿＿＿個（＿＿＿SD）

③ 単文音読検査　　検査日：＿＿＿年＿＿月＿＿日（＿年生）　検査者：＿＿＿＿＿

	音読時間（秒）	読み誤り（個数）
第1文		
第2文		
第3文		
総 計	（　　SD）	（　　SD）

判定：正常
　　　異常
　　　保留

付：吃音　　：有・無
　　視力異常：有・無
コメント

①単音連続読み検査

a) 準備する物
  ・A4サイズの記録紙(検査者用)(p.7)
  ・提示用ひらがなシート(p.9)
  ・ストップウォッチ(ICレコーダー)

b) 実施手順
1. 記録用紙に,氏名,年齢,学年等,必要事項を記入する(ICレコーダーの記録を開始する).

2. 教示
   子どもの前に提示用シートを置き,
   「ここに書いてあるひらがなを,縦に,このように(指で2行目までたどって見せる),声を出して順に読んでください.時間をはかるので,間違えないように,できるだけ速く,読んでください.では,はじめます.スタート!」

   [注]
   　上記の"縦に,このように(指で2行目までたどって見せる),声を出して順に読んでください"が十分に伝わらない小児では,縦に左から右へ読むもしくは横に右から左へまたは左から右へ読むことがある.
   　上記の"時間をはかるので,間違えないように,できるだけ速く,読んでください"の"時間をはかる"と"できるだけ速く"が十分に伝わらない場合,本来の読み能力を反映しない音読時間の遅延を認めることがある.
   　したがって本検査実施前に,通常の50音表(p.8)を用いて,検査内容の理解度の確認を考慮してもよい.

3. 音読時間の計測
   「スタート」の声掛けと同時にストップウォッチで計測を始める.
   最後の「ちゃ」を読み終えたところで計測を終え,音読時間を記録する.

4. エラーの判定
   読み飛ばし(シート内の,ある文字(たとえば「ぎゅ」)を完全に飛ばして読まなかった場合を,読み飛ばしとしてカウント)・読み誤りを,記録紙に記入する(加えてICレコーダーで確認できる時は,自己修正した読みや語頭音の繰り返し読みも記載可能).

単音連続読み検査 記録紙

検査日：＿＿＿年＿＿月＿＿日
検査者：＿＿＿＿＿＿＿＿＿＿

氏　名：＿＿＿＿＿＿＿＿＿＿
生年月日：＿＿年＿＿月＿＿日（＿＿歳＿＿ヶ月）
性別：男・女
学年：＿＿年生

け	ぴょ	げ	い	りゅ	ぴ	ぜ	じょ	く	す
みゅ	く	ぴゅ	お	ぼ	にょ	え	にゃ	しゃ	ず
ぬ	ぎゃ	お	ぴゃ	じゅ	か	きゅ	ちゅ	ら	ぎゅ
し	ぐ	しゃ	しゃ	ぶ	じ	りゃ	ぺ	しょ	に
ちゃ	の	がく	ま	ぶ	じ	りゃ	ぺ	く	ぴゃ

音読時間：＿＿秒　　読み飛ばし：＿＿個　　読み誤り：＿＿個　　自己修正：＿＿個　　語頭音繰り返し：＿＿個

A　診断手順

あ	い	う	え	お
か	き	く	け	こ
さ	し	す	せ	そ
た	ち	つ	て	と
な	に	ぬ	ね	の
は	ひ	ふ	へ	ほ
ま	み	む	め	も
や	い	ゆ	え	よ
ら	り	る	れ	ろ
わ	い	う	え	を

単音

ア	す	きゅ	に	ぷ
ス	にゃ	そ	りゃ	く
ご	ら	ちゅ	ぺ	れ
ぎ	え	きゅ	ヤ	りゃ
ぷ	にゃ	か	ひゅ	じ
りゅ	ほ	じゅ	し	ぶ
い	お	ぴゃ	きゃ	ま
げ	ぴゅ	む	しゃ	が
ぴゃ	て	きゃ	ぐ	の
せ	みゃ	め	シ	ちゃ

②単語速読検査

a) 準備する物
- 記録紙(検査者用, p.11)
- A4サイズの単語読みシート(有意味：練習用と本番用各1枚，無意味：練習用と本番用各1枚，p.12〜15)
- ストップウォッチ(ICレコーダー)

b) 実施手順
1. 記録用紙に，氏名，年齢，学年等，必要事項を記入する(ICレコーダーの記録を開始)．
2. 教示・音読時間の計測
   「紙に書いてあることばをできるだけ"速く"，"正確に"声に出して，読んでください．もし読み間違えたら，読み直してもかまいません．まず練習してみましょう」
   有意味語練習用シート(15個)を提示(p.12)し，「ことばは，1列ずつ縦に読んでください」と教示する．「次は本番です．30個のことばが書いてあるので，できるだけ"速く"，"正確に"，読んでください」と教示する．有意味語本番用シート(p.13)を提示して「用意・はじめ」と合図して，音読時間をストップウォッチで計測する．無意味語の課題(p.14)を15個練習し，本番(30個，p.15)の順に提示し，同様に計測する．
3. エラーの判定
   読み飛ばし(30単語のうち，1文字も読まずにその単語を飛ばしたものをカウント)・読み誤りの個数を記入する(必要に応じて音読時間や自己修正・語頭音の繰り返しをICレコーダーで確認する)．

【記入例】

げんかん		どろぼう		としより	
えんぴつ		てぶくろ		かねもち	
でんとう		いりぐち		かけあし	
ちゃわん		だいがく		もちぬし	← 読み飛ばし
ぜんたい	たん→たい	まちがい		ふろしき	
せっけん		くちばし		しゃしん	
らいねん	自己修正	かいしゃ	かいしょ	ばいきん	
たいそう		おもちゃ	おもおもちゃ	めじるし	
がっこう		あさって		しゅるい	
いたずら		むらさき		ふるさと	

特殊音節の前の字(句)を繰り返す語頭音の繰り返し

有意味語	音読時間	28.7	秒
	読み飛ばし	1	個
	読み誤り	1	個
	自己修正	1	個
	語頭音の繰り返し	1	個

単語速読検査 記録紙

検査日：＿＿＿＿＿年　月　日
検査者：＿＿＿＿＿

ID：＿＿＿＿＿＿＿＿＿＿
氏名：＿＿＿＿＿＿＿＿＿＿＿＿　　　性別：男・女
生年月日：＿＿年　月　日（　歳　ヶ月）　学年：＿＿年生

げんかん		どろぼう		としより	
えんぴつ		てぶくろ		かねもち	
でんとう		いりぐち		かけあし	
ちゃわん		だいがく		もちぬし	
ぜんたい		まちがい		ふろしき	
せっけん		くちばし		しゃしん	
らいねん		かいしゃ		ばいきん	
たいそう		おもちゃ		めじるし	
がっこう		あさって		しゅるい	
いたずら		むらさき		ふるさと	

有意味語	音読時間	秒
	読み飛ばし	個
	読み誤り	個
	自己修正	個
	語頭音の繰り返し	個

メモ：

付：その他の誤り、読むときの様子など

してぼう		くあらち		ちゃしう	
しゃさね		しゃちん		かいぶて	
ちゃちが		ろんもが		ねさるん	
いりいと		しゅえわ		しずとう	
けるつも		さっかも		いいちだ	
きるたぬ		むどふけ		くりじい	
うとしま		しばちき		おいいん	
ふんばく		たんらぜ		ころしら	
ぐいげろ		せっかよ		ぴんたん	
がっしあ		きかんめ		そんでい	

無意味語	音読時間	秒
	読み飛ばし	個
	読み誤り	個
	自己修正	個
	語頭音の繰り返し	個

メモ：

付：その他の誤り、読むときの様子など

A　診断手順

有意味語　練習

やくにん　　せきたん
がくせい　　かんそう
せいしつ　　せいせき
ほうせき　　ひあたり
のみもの　　ばんぐみ
こづつみ　　　・
けんとう　　　・
つりあい　　　・
ためいき
あおむけ

有意味語　本番

げんかん	どろぼう	としより
えんぴつ	てぶくろ	かねもち
でんとう	いりぐち	かけあし
ちゃわん	だいがく	もちぬし
ぜんたい	まちがい	ふろしき
せっけん	くちばし	しゃしん
らいねん	かいしゃ	ばいきん
たいそう	おもちゃ	めじるし
がっこう	あさって	しゅるい
いたずら	むらさき	ふるさと

| 無意味語　練習 |

たあせの　　くもひい
いきこけ　　めきたほ
おづうぐ　　せんむせ
みりがき　　うんいり
たんしく　　のせいき
つとあん　　　・
うみにつ　　　・
あいせそ　　　・
けつやみ
かせばん

無意味語　本番

してぼう	くあらち	ちゃしう
しゃさね	しゃちん	かいぶて
ちゃちが	ろんもが	ねさるん
いりいと	しゅえわ	しずとう
けるつも	さっかも	いいちだ
きるたぬ	むどふけ	くりじい
うとしま	しばちき	おいいん
ふんばく	たんらぜ	ころしら
ぐいげろ	せっかよ	ぴんたん
がっしあ	きかんめ	そんでい

③単文音読検査

a) 準備する物
- 記録紙（検査者用，p.17）
- A4サイズの単文読みシート3枚（A4横版の紙の中央に，横一行で問題文が印刷されている．漢字には，ふりがなが振られている．p.18〜20）
- ストップウォッチ（ICレコーダー）

b) 実施手順
1. 記録紙に，氏名，年齢，学年等，必要事項を記入する（ICレコーダーの記録を開始）．
2. 教示
   検査にあたり，子どもに次の説明をする．
   「次は，文章を書いたカードを渡しますので，声を出して読んでください．順番に3枚のカードを読んでもらいます」

   下記3文章のカードを音読してもらう．
   > 「青い丸にさわってから赤い四角にさわってください。」
   > 「黒い四角の上に赤い丸をおいてください。」
   > 「赤い丸ではなくて白い四角をとってください。」

3. 音読時間の計測
   検査者はカードを手渡した瞬間に「はい」と言い，読み終わるまでの時間を測定する．健常児データ一覧の音読時間（p.21）は，3文章の音読時間の合計（秒）である．

4. エラーの判定
   読み誤りの個数を記入する（必要に応じて音読時間や自己修正・語頭音の繰り返しをICレコーダーで確認する）．健常児データ一覧の読み誤り数は，3文章の合計読み誤り個数である．なお，読み飛ばしは集計しない．1文ごとに検査用紙が分かれており，1文字も読まずにその文を読み飛ばすことは理論的にあり得ないため，記載欄を設けていない．

| 単文音読検査 | 記録紙

検査日：＿＿＿＿年　月　日
検査者：＿＿＿＿＿＿＿＿＿＿
ＩＤ：＿＿＿＿＿＿＿＿＿＿＿＿
氏　名：＿＿＿＿＿＿＿＿＿＿＿＿＿＿　　　性別：男・女
生年月日：＿＿＿年　月　日（　歳　ヶ月）　学年：＿＿年生

① 「青い丸にさわってから赤い四角にさわってください。」
② 「黒い四角の上に赤い丸をおいてください。」
③ 「赤い丸ではなくて白い四角をとってください。」

	音読時間(秒)	読み誤り(個数)	自己修正	語頭音の繰り返し
第１文				
第２文				
第３文				
総　計				

メモ：

付：健常例では、「は」を wa と読まずに ha と読む誤りや、
　　文頭や漢字の前の文字、句を繰り返す場合がある。
　　第３文の「なくて」の「て」を読まずに「なく」と読んだ場合は、
　　読み誤りとして集計。

A　診断手順

青い丸にさわってから赤い四角にさわってください。

黒い四角の上に赤い丸をおいてください。

単文3

あか　　まる　　　　　　しろ　しかく
赤い丸ではなく白い四角をえらんでください。

健常児データ

単音連続読み（ひらがな50文字）　10月〜2月実施

		n	平均時間(秒)	標準偏差	読み誤り(平均個数)	標準偏差
1年生	男	19	38.8	8.5	0.9	0.8
	女	18	37.7	7.7	1.0	1.5
	合計	37	38.3	8.0	1.0	1.2
2年生	男	59	37.6	8.2	1.4	1.6
	女	65	36.6	9.3	1.4	1.5
	合計	124	37.1	8.8	1.4	1.5
3年生	男	53	32.8	7.7	1.1	1.2
	女	48	30.2	4.5	0.8	0.8
	合計	101	31.6	6.6	1.0	1.0
4年生	男	54	31.0	7.5	1.5	1.6
	女	54	29.4	7.2	1.1	1.2
	合計	108	30.2	7.4	1.3	1.4
5年生	男	45	27.2	6.2	1.1	1.5
	女	45	25.3	3.9	0.7	1.3
	合計	90	26.3	5.2	0.9	1.4
6年生	男	37	26.8	6.6	0.4	0.7
	女	31	26.4	5.7	0.5	0.8
	合計	68	26.6	6.2	0.4	0.8

単語速読検査（有意味語）　10月〜2月実施

		n	平均時間(秒)	標準偏差	読み誤り(平均個数)	標準偏差
1年生	男	19	37.8	14.0	0.5	0.8
	女	18	33.8	12.7	0.1	0.3
	合計	37	35.9	13.4	0.3	0.7
2年生	男	38	29.0	8.4	0.4	0.7
	女	39	29.9	9.1	0.5	0.7
	合計	77	29.5	8.7	0.5	0.7
3年生	男	34	24.8	4.3	0.3	0.5
	女	31	23.6	4.6	0.1	0.3
	合計	65	24.2	4.4	0.2	0.4
4年生	男	30	24.4	5.6	0.3	0.6
	女	36	23.6	6.7	0.4	0.6
	合計	66	24.0	6.2	0.3	0.6
5年生	男	28	20.5	5.4	0.2	0.4
	女	29	20.1	4.6	0.2	0.6
	合計	57	20.3	5.0	0.2	0.5
6年生	男	22	20.3	4.1	0.1	0.3
	女	20	20.2	4.8	0.2	0.5
	合計	42	20.2	4.4	0.1	0.4

単語速読検査（無意味語）　10月〜2月実施

		n	平均時間(秒)	標準偏差	読み誤り(平均個数)	標準偏差
1年生	男	19	65.4	15.3	2.3	2.1
	女	18	59.9	14.4	1.4	1.5
	合計	37	62.7	14.9	1.9	1.9
2年生	男	38	55.7	12.7	1.8	1.6
	女	40	53.3	14.7	2.1	1.7
	合計	78	54.5	13.7	2.0	1.6
3年生	男	33	49.0	10.8	1.5	1.7
	女	30	41.4	7.0	1.1	1.2
	合計	63	45.1	9.8	1.3	1.5
4年生	男	29	44.0	10.2	2.1	1.7
	女	35	40.0	9.7	1.5	1.3
	合計	64	41.8	10.0	1.8	1.5
5年生	男	28	40.3	9.8	1.7	1.8
	女	30	36.7	9.1	1.8	1.5
	合計	58	38.4	9.5	1.7	1.6
6年生	男	22	37.4	8.0	1.2	1.3
	女	20	32.4	7.8	1.5	1.8
	合計	42	35.0	8.2	1.3	1.6

単文音読検査（3文合計）　11月実施

		n	平均時間(秒)	標準偏差	読み誤り(平均個数)	標準偏差
1年生	男	19	18.3	7.0	0.5	0.6
	女	18	16.5	5.5	0.3	0.6
	合計	37	17.4	6.3	0.4	0.6
2年生	男	16	12.9	3.2	0.4	0.8
	女	20	11.5	2.0	0.1	0.2
	合計	36	12.1	2.6	0.2	0.6
3年生	男	17	13.0	2.5	0.3	0.5
	女	18	11.6	1.6	0.2	0.4
	合計	35	12.1	2.1	0.3	0.4
4年生	男	17	11.6	2.3	0.6	0.9
	女	20	11.1	2.0	0.3	0.5
	合計	37	11.3	2.1	0.5	0.7
5年生	男	18	9.5	2.0	0.5	0.6
	女	20	10.2	1.5	0.4	0.5
	合計	38	9.9	1.8	0.5	0.5
6年生	男	16	9.8	1.5	0.5	0.6
	女	18	9.9	1.4	0.2	0.5
	合計	34	9.9	1.5	0.3	0.5

参考(読み誤りの平均個数(再掲)と自己修正および語頭音繰り返し個数の比較)[4]

単音連続読み(ひらがな50文字)　10月～2月実施

		n	自己修正	語頭音繰り返し	読み誤り	標準偏差
1年生	男	19			0.9	0.8
	女	18			1.0	1.5
	合計	37	0.6	0.4	1.0	1.2
2年生	男	59			1.4	1.6
	女	65			1.4	1.5
	合計	124	0.7	0.3	1.4	1.5
3年生	男	53			1.1	1.2
	女	48			0.8	0.8
	合計	101	0.6	0.1	1.0	1.0
4年生	男	54			1.5	1.6
	女	54			1.1	1.2
	合計	108	0.5	0.0	1.3	1.4
5年生	男	45			1.1	1.5
	女	45			0.7	1.3
	合計	90	0.5	0.4	0.9	1.4
6年生	男	37			0.4	0.7
	女	31			0.5	0.8
	合計	68	0.4		0.4	0.8

単語速読検査(有意味語)　10月～2月実施

		n	自己修正	語頭音繰り返し	読み誤り	標準偏差
1年生	男	19			0.5	0.8
	女	18			0.1	0.3
	合計	37	0.6	0.9	0.3	0.7
2年生	男	38			0.4	0.7
	女	39			0.5	0.7
	合計	77	0.3	0.6	0.5	0.7
3年生	男	34			0.3	0.5
	女	31			0.1	0.3
	合計	65	0.3	0.4	0.2	0.4
4年生	男	30			0.3	0.6
	女	36			0.3	0.6
	合計	66	0.3	0.7	0.3	0.6
5年生	男	28			0.2	0.4
	女	29			0.2	0.6
	合計	57	0.4	0.4	0.2	0.5
6年生	男	22			0.1	0.3
	女	20			0.2	0.5
	合計	42	0.3	0.2	0.1	0.4

単語速読検査(無意味語)　10月～2月実施

		n	自己修正	語頭音繰り返し	読み誤り	標準偏差
1年生	男	19			2.3	2.1
	女	18			1.4	1.5
	合計	37	1.5	2.2	1.9	1.9
2年生	男	38			1.8	1.6
	女	40			2.1	1.7
	合計	78	1.0	2.2	2.0	1.6
3年生	男	33			1.5	1.7
	女	30			1.1	1.2
	合計	63	1.3	1.9	1.3	1.5
4年生	男	29			2.1	1.7
	女	35			1.5	1.3
	合計	64	0.9	2.1	1.8	1.5
5年生	男	28			1.7	1.8
	女	30			1.8	1.5
	合計	58	1.1	2.2	1.7	1.6
6年生	男	22			1.2	1.3
	女	20			1.5	1.8
	合計	42	0.6	0.6	1.3	1.6

単文音読検査(3文合計)　11月実施

		n	自己修正	語頭音繰り返し	読み誤り	標準偏差
1年生	男	19			0.5	0.6
	女	18			0.3	0.6
	合計	37	0.1	0.3	0.4	0.6
2年生	男	16			0.4	0.8
	女	20			0.1	0.2
	合計	36	0.0	0.1	0.2	0.6
3年生	男	17			0.3	0.5
	女	18			0.2	0.4
	合計	35	0.1	0.2	0.3	0.4
4年生	男	17			0.6	0.9
	女	20			0.3	0.5
	合計	37	0.1	0.0	0.5	0.7
5年生	男	18			0.5	0.6
	女	20			0.4	0.5
	合計	38	0.1	0.2	0.4	0.6
6年生	男	16			0.5	0.6
	女	18			0.2	0.4
	合計	34	0.0	0.0	0.3	0.5

[付記]

1. 健常児の音読時間のデータ分布について（p.21）
   「複数の音読課題で＋2SD以上を示す児童」は極めて少ない[4]．
   （3課題とも＋2SD以上は1名，2課題とも＋2SD以上は3名がいた一方，1課題のみで＋2SD以上は25名にみられた）
   つまり，複数の検査で音読時間が＋2SDを超える場合は，「異常」と判断してよく，次の段階の検査に進むべきと思われる[5]．

2. p.21〜22の読み誤り数には，読み飛ばし，最初に読み誤るものの自己修正されたもの（自己修正），読みつまった結果の読み直し（語頭音の繰り返し）は含まれない．

3. 読み飛ばしは，健常児の場合ほとんどみられない所見である．
   （単音課題では1.8％，無意味語課題0.5％，単語課題0％の児童にみられた[4]）

● 文献 ●

1) 若宮英司，他：読字困難児のひらがな単音読字能力の検討．小児の精神と神経．2006; 46: 95-103
2) 橋本竜作，他：小児の単語速読検査の作成の試み－小学3年生男児を対象とした信頼性と妥当性の検討－．脳と発達．2008; 40: 363-369
3) 小枝達也，他：健常児集団におけるToken Testの得点分布について－学習障害診断のための基礎的検討－．脳と発達．2000; 32: 25-28
4) 小林朋佳，他：学童におけるひらがな音読の発達的変化：ひらがな単音，単語，単文速読課題を用いて．脳と発達．2010; 42: 15-22
5) 北 洋輔，他：読み書きにつまずきを示す小児の臨床症状とひらがな音読能力の関連－発達性読み書き障害診断における症状チェックリストの有用性－．脳と発達．2010; 42: 437-442

（稲垣真澄，小林朋佳，小池敏英，小枝達也，若宮英司）

I章　特異的読字障害

B　定　義

1　学習障害の定義

　学習障害とは，全般的な知能が正常範囲にあり，視覚や聴覚などの末梢感覚器の障害がなく，学習環境や本人の意欲にも問題がないにもかかわらず，「読み書き」や「計算」など特定の領域における習得困難がみられる状態を指す．中枢神経系の機能異常が背景にあるために生じていると考えられる特異的発達障害の総称である．略号で使用されるLDは教育領域ではlearning disabilitiesという状態像を，医学領域ではlearning disordersという疾患単位を示す．

　文部科学省の定義(1999年7月)によると，"全般的な知的発達に遅れはないが，「聞く」，「話す」，「読む」，「書く」，「計算する」，「推論する」能力のうち特定のものの習得と使用に著しい困難を示す様々な状態"を，学習障害(LD)としている．原因として，中枢神経系に何らかの機能障害があると推定されるが，視覚障害，聴覚障害，知的障害，情緒障害などの障害や，環境的な要因が直接的な原因となるものではない，と付記されている．

　WHO(世界保健機関)のICD-10[1](国際疾病分類10版)の中で学習障害は，発達障害(F8)のうち，学習能力の特異的発達障害(F81)に分類されている．それはさらに，"特異的読字障害"，"特異的書字障害"，"特異的算数能力障害"，"混合性障害"等に細分類されており，読字，書字，計算力の3領域に絞った定義となっている．アメリカ精神医学会(APA)のDSM-IV-TR[2]でも全く同じ立場(読字障害，算数障害，書字表出障害に分類)をとっている．

　このように医学的な定義では，上述の教育的な定義よりはやや限定的なものを指すと考えられている．通常，学業成績とIQ(知能指数)との間に2標準偏差以上の乖離があり，実際上は，2学年以下の学力水準を示す場合に，学習障害を疑って詳細な診断・検査を進めるべきと考えられる．ここでいう知能指数が正常という点は報告者によって様々であるが，概ね80〜85以上とするものが多い．

2　読字障害の定義

　学習障害の中で最も知られており，かつ病態解明が進んでいるものは「特異的読字障害」である．国際ディスレクシア協会(IDA)による読字障害の定義は次のようになっている[3]．すなわち，dyslexia(ディスレクシア)は，神経生物学的原因に起因する特異的学習障害である．その特徴は，正確かつ／または流暢な単語認識の困難であり，綴りや文字記号の音声化が拙劣であることにある．こうした困難さは，典型的には言語の音韻的要素の障害によるものであり，工夫された授業が受けられたとしても，それとは関係なしに存在する．二次的には，読解能力の低下や読む機会の減少といった問題が生じ，語彙の発達や背景となる知識の増大を妨げるものとなりうる．

　ICD-10による「dyslexia」の定義も概ね，IDAのものと類似している．すなわち，「この障害は読字力の著しい特異的障害を主要徴候とするもので，単に精神年齢，視覚障害の程度あるいは不適切な学校教育によって説明されるものではない．読みの理解力，読みによる単語認知，声による読

字力，および読みを必要とする課題の出来ばえがすべて障害されることがある．綴字困難が，特異的読字障害に伴うことが多く，読字がかなり進歩したあとでさえ，青年期に入っても残存していることがしばしばである．特異的読字障害をもった小児は，しばしば会話および言語の特異的発達障害の既住をもっており，現在の言語機能を包括的に評価することによって，同時に発生している些細な障害が明らかになることがしばしばである．学業上の失敗に加えて，特にそれ以降の小学校や中学校時代には学校を欠席することがあり，社会適応の諸問題が併発することが多い．この病態は現在知られている言語すべてにみられるが，言語の性質や書かれる文字によって出現頻度が変わってくるかどうかについては，確かなことはわからない」とされる．

3 本書における用語表現について

上記の定義をふまえて，特異的読字障害の診断法や介入策を考えるにあたり，重要なキーワードとして以下の4つを掲げることができる．

① 文字の音声化の障害すなわち，正しく読めない，流暢に読めない
② 全般的知能が正常
③ 病態の背景は，言語の音韻化の障害
④ 二次的には，社会適応，たとえば学校生活における様々な問題に発展しうることに注意がいる

これらの点に配慮した診断と治療の手立てが必要であると思われ，本書は，読字障害の病態，疫学，臨床症状，診断・評価，検査法(ツール)，治療的介入，併存症・二次障害，その他の構成としている．

なお，読字の障害があると結果的に書字の問題も呈するため，読字障害イコール読字書字障害(読み書き障害)と表現されることも多い．さらに，発達期に生じることから，読字能力獲得後に発症した機能障害と区別するため，「発達性読み書き障害」や「発達性ディスレクシア(developmental dyslexia；DD)」と称されることもある．本書においては，基本的には読字障害と記載するように統一をはかっているが，各執筆者によって読字書字障害，ディスレクシアなどと表記されている項がある．その際の用語は基本的に，発達期に生じる同一疾患を念頭においた表現であると理解されたい．一方，英語圏ではディスレクシアをspecific reading disorder(SRD)と表現することもあるため，SRDを用いた説明をしている執筆者もいる．

なお，「読む」という行為は読み能力(音読能力：文字の音声化，デコーディング；decoding)だけではなく，文章の内容理解に至る(読解)までの一連の作業である．定義に示したごとく，読字に問題があれば当然，読解のつまずきも生じてくるであろう．したがって読解能力も含んだ評価法を開発するべきと思われるが，本書はそこまでは明らかとしていない．診断評価の項目で述べるように，音読能力の健常発達や異常の判定について主として検討した内容となっている．

文献

1) 融 道男，他：ICD-10 精神および行動の障害-臨床記述と診断ガイドライン，東京，医学書院．2005
2) 高橋三郎，他：DSM-IV-TR 精神疾患の診断・統計マニュアル(新訂版)．東京，医学書院．2003
3) http://www.interdys.org/FAQ.htm

(稲垣真澄，小枝達也)

I章　特異的読字障害

C　病態

1　発生機序の仮説

　文字や文章を読むということを習得するためには，文字の識別をはじめ，様々な認知機能が関与している．そのため，読字障害の発生機序には様々な仮説が提唱されている．

　欧米における代表的な6つの仮説を以下に述べる．**①音韻処理障害説**(phonological deficit theory)では，障害の主たる原因は単語を区別する機能を果たす抽象的な音単位である音素(phoneme)の認知や分割に困難をもつことであると述べている．読字習得の困難は，その結果として，音素と綴り字の基礎となる書記素(grapheme)の対応づけを習得できないために起こるとされる[1,2]．なお，日本語の言語音の単位にはモーラ(拍；mora)と称されるものがある．モーラはアルファベット語圏にはない概念で，日本語文字の読み書きの機序を明らかにするためには，独自の音韻処理機構を念頭においた検討も必要である．

　一方，**②急速聴覚処理障害説**(rapid auditory processing deficit theory)においては，主たる原因は，音素レベルではなく，時間的に短く急速に変化する"物理的な音"の認知機能に障害があるためで，音韻処理障害は二次的に生じたものであるとしている[3]．さらに，**③小脳障害説**(cerebellar deficit theory)では，小脳の障害に起因する認知処理全般の自動化や運動統制機能障害が主たる原因であるとしている[4]．**④二重障害説**(double deficit theory)は，原因は1つではなく，音韻処理障害と素早い認知処理の障害の双方にあるとするものである[5]．

　発達性読み書き障害例の多くは視覚的な困難をもつことは古くから知られており，そのため，**⑤視覚障害説**(visual deficit theory)も提出されている[6,7]．特に，**⑥大細胞障害説**(magnocellular deficit theory)は，患者の脳病理所見の異常から示されたもので，大細胞系処理経路の機能異常に起因する障害であるとする仮説である[6,8〜10]．大細胞系機能は急速な時間的変化や低空間周波数・低コントラストの物体認知に深くかかわり，発達性読み書き障害児ではそれらに困難があるため，音韻や文字識別に障害をきたしているという可能性を示唆している．

　現在のところ，上記のうちどの障害仮説が正しいのかについて，結論は出ていない．特異的読字障害(発達性読み書き障害)の患者群は一様でなく，下位のグループに分割され，各々の仮説に対応するサブグループが存在するのではないかと考えられ，それぞれのエビデンスを集積する必要がある．

　近年では，患者群に広く存在する①音韻処理障害を主たる原因と考える研究者が多く，音韻処理障害の患者群に感覚系異常が多いのはなぜか，といった疑問に総括的に答える仮説として，⑥大細胞障害説が注目されている．しかしながら大細胞障害説については，すべての患者にあてはまるのか，疑問を呈する報告もみられる[11,12]．大細胞障害説については後述する(プラスワン参照, p.32)．

文献

1) Snowling MJ: Phonemic deficits in developmental dyslexia. Psycho Res. 1981; 43: 219-234
2) Snowling MJ: Dyslexia. 2nd ed. Blackwell, Oxford, 2000
3) Tallal P: Auditory temporal perception, phonics, and reading disabilities in children. Brain Lang. 1980; 9: 182-198
4) Nicolson RI, et al.: Automaticity: a new framework for dyslexia research? Cognition. 1990; 35: 159-182
5) Wolf M, et al.: Naming-speed processes and developmental reading disabilities: an Introduction to the special issue on the double-deficit hypothesis. J Learn Disabil. 2000; 33: 322-324
6) Livingstone MS, et al.: Physiological and anatomical evidence for a magnocellular defect in developmental dyslexia. Proc. Natl. Acad. Sci. USA. 1991; 88: 7943-7947
7) Lovegrove WJ, et al.: Specific reading disability: differences in contrast sensitivity as a function of spatial frequency. Science. 1980; 210: 439-440
8) Galaburda AM, et al.: Evidence for a magnocellular defect in developmental dyslexia. Ann New York Acad Sci. 1993; 682: 70-82
9) Chase C, et al.: Visual magnocellular deficits in dyslexia. Brain. 2003; 126 (pt9) E2
10) Stein J, et al.: To see but not to read; the magnocellular theory of dyslexia. Trends Neurosci. 1997; 20: 147-152
11) Amitay S, et al.: Disabled readers suffer from visual and auditory impairments but not from a specific magnocellular deficit. Brain. 2002; 125: 2272-2285
12) Hutzler F, et al.: Perhaps correlational but not causal: no effect of dyslexic readers' magnocellular system on their eye movements during reading. Neuropsychologia. 2006; 44:637-648

〈稲垣真澄，矢田部清美〉

2 読字障害関連遺伝子

a 読字障害の遺伝子

　読字障害は家族性の場合もあり，遺伝性疾患と考えられる．たとえば親が症状をもつ場合，生まれた子どもの23〜65％に同様の症状が認められるとの報告がある[1]．連鎖解析によりreading disorder関連遺伝子には*DYX1*から*DYX9*，*DYX1C1*，*ROBO1*，*DCDC2*，*KIAA0319*など，数多くの候補遺伝子部位あるいは候補遺伝子が報告されている[2]．この中で*DYX1C1*は，Taipaleら[3]がフィンランド人家系ではじめて15q21領域の*DYX1*近傍で統計学的に有意な変異を特定したもので，読字障害候補遺伝子として報告した．すなわち，*DYX1C1*遺伝子のエクソン2のElk-1転写因子結合部位変異(-3G→A)，エクソン10のコドン変異(1249G→T)である．正常脳や虚血脳においては，*DYX1C1*遺伝子蛋白はヒトのグリア細胞ならびに神経細胞に多く発現し，特に皮質の神経細胞と白質のグリア細胞に局在している．この遺伝子がコードする蛋白質はtetratricopeptide(TPR)ドメインを有し，細胞外マトリックスとの接着を行うことによって発達過程の神経細胞遊走に関与することが機能的に推定されている．*DYX1C1*遺伝子はフィンランド以外の国でも検索されているが，イギリス，カナダからの報告で一部追認されているのみである[4]（表1）．

　DCDC2，*ROBO1*，*KIAA0319*遺伝子が読字障害候補遺伝子として別に報告されている．*DCDC*(doublecortin domain-containing)2遺伝子は染色体6番短腕22に存在し，皮質への神経細胞遊走に関与すると考えられている．遺伝子構造としては，X染色体上に存在しsubcortical band hetero-topia (SBH)の原因遺伝子であるdoublecortin遺伝子と同じペプチドドメインをもつ．読字障害の患者では，*DCDC2*遺伝子内の2445塩基欠損が特に重症のケースで見出されている[5]．*ROBO1*遺伝子はショウジョウバエ研究から同定された神経細胞接着分子の1つであり，ショウジョウバエからヒトまで広く保存された免疫グロブリンスーパーファミリー蛋白の新規サブファミリーである．主に神経細胞の発生，特に左右の神経細胞のコネクションに関与すると考えられている[6]．染色体6番短腕(6q22.2)に位置する*KIAA0319*も読字障害との関連が報告されている[7]．この遺伝子は脳内での発現が高いが，正確な機能は解明されていない．構造的には，細胞接着機能に関与する*PKD*(poly-cystic kidney disease)1遺伝子蛋白の細胞外ドメインと相同性を有するとされる．

b 遺伝子解析における臨床診断の重要性

　読字障害は文字体系により頻度の違いが報告されているが，本来読む文字が異なる以上，世界共通の診断体系を作成することはできないものと思われる．さらに読字障害の脳内機序も表音文字のアルファベット圏と表語文字の漢字では異なることが示唆されている[8]．日本語には表音文字の仮

表 1　Association studies of *DYX1C1*

Reference	Proband's disorder	Country of origin	Most significantly reported P-values [*1] for individual SNPs or haplotypes within *DYX1C1*		
			-3G > A	1249G > T	-3G > A:1249G > T
Taipale et al.	dyslexia	Finland	0.002 (A)	0.006 (T)	0.015 (A:T)
Scerri et al [*2].	dyslexia	U.K.	n/s	0.0076 (G)	0.0140 (G:G)
					0.0182 (G:T)
Wigg et al.	dyslexia	Canada [*3]	0.021 (G)	n/s	0.026 (G:G)
Cope et al.	dyslexia	U.K.	n/s	n/s	n/s
Marino et al.	dyslexia	Italy	n/s	n/s	n/s
Meng et al.	dyslexia	U.S. [*3]	n/s	n/s	n/t
Bellini et al.	dyslexia	Italy	n/s	n/s	n/t
Ylisaukko-Oja et al.	autism	Finland	n/s	n/s	n/s
Wigg et al.	ADHD	Canada [*3]	n/s	n/s	n/t

*1：Significant P-values（< 0.05）for association to poor traits.
*2：Analysis of severe RD subgroup（134 families）.
*3：Majority likely to be European Caucasian and first language English.
Abbreviations: n/s = not significant, n/t = not tested.
(Paracchini S, et al.: The Genetic Lexicon of Dyslexia. Annu Rev Genomics Hum Genet. 2007; 8: 57-79 より一部改変)

名文字（ひらがな，カタカナ）に加えて時にローマ字などアルファベット表記があり，さらに表語文字の漢字がある．つまり，複数の文字を読む世界的に特異な読字体系をもつ民族である．これらの文字の音読能力，書字機能を客観的に評価する診断法をわが国独自に作成し，そのうえで病態解明，遺伝子変異検索を行う重要性がここにある．

民族学的に日本人は蒙古人種との近縁が考えられているが，フン族の民族移動で成立したフィンランド，ハンガリーなどのウラル・アルタイ語とも文法的に近似していることも以前報告された．もっともこれらは最近，否定されている．*DYX1C1*遺伝子変異はフィンランドで特定された候補遺伝子であるが，わが国独自に読字障害遺伝子変異検索を全国的に進めることが求められている．

プラスワン　わが国での *DYX1C1* 遺伝子変異スクリーニング検査の現況

筆者らはミスマッチ PCR 法による *DYX1C1* 遺伝子スクリーニング法を樹立し，わが国の読字障害における変異頻度の解析を正常ボランティア 203 名（男子 98 名，女子 105 名），臨床症状のある患者 16 名（男子 11 名，女子 5 名）および臨床症状のない患者家族すなわち父母 28 名（男子 15 名，女子 13 名）の協力を得て行った[9]．頬粘膜細胞を表 2 に示した方法で採取した．正常群，患者群およびその家族について，*DYX1C1* 遺伝子変異の検討には Fisher 解析を用いた．その結果，エクソン 2 (-3G → A) 変異は正常群 (6.4%)，患者群 (12.5%)，患者家族群 (3.6%) であり，それぞれの群間で有意差を認めなかった (p > 0.05)．そしてエクソン 10 (1249G → T) 変異は，今回の検討例には検出されなかった．

以上より，わが国での読字障害と *DYX1C1* 遺伝子変異との関連を検討するには，多数のサンプルを迅速に検査しうる本検査法が有用であると考えられた．しかしながら，今回は患者群の検討数が少ないため，統計解析上有意差が出なかった可能性が考えられる．今後は，全国的規模で症例数を増やした調査が望まれる．

わが国における特異的読字障害を中心とした学習障害の遺伝学的解析はいまだ十分にはなされているとはいいがたく，先の検討がわが国初のものである．欧米では軽症の学習障害例に対する遺伝学の必要性が報告されている[10]．読字障害を早期に発見し適切な教育を施すことによって，問題を軽減させうる可能性がある．その一環として，読字障

表2 DNA採取方法

1. 頬粘膜細胞採取用綿棒（スワブ）を用意し，名前を記入する
2. 口を水で軽くゆすぐ
3. 両手でスワブの両端をもち，スワブの先端に触れないようにキャップを抜く
4. 口腔内の頬部粘膜を，スワブを回転させながら，左右5回ずつ痛くない程度にこすり，細胞を採取する

害が疑われる子どもに対して遺伝子検査を行うためには，適切な教育支援とカップリングした体制を確立してこそ意味をもつと考えられる．臨床特徴を十分把握したうえで，遺伝子解析を行うことは，わが国の読字障害の生物学的病態解明につながることと期待される．

＊　＊　＊

● 文献

1) Shaywitz SE, et al.（大石敬子訳）：読みの科学とディスレクシア．LD研究．2008; 17: 218-230
2) Caylak E: A review of association and linkage studies for genetical analyses of learning disorders. Am J Med Genet B. 2007; 144B: 923-943
3) Taipale M, et al.: A candidate gene for developmental dyslexia encodes a nuclear tetratricopeptide repeat domain protein dynamically regulated in brain. Proc Natl Acad Sci. 2003; 100: 11553-11558
4) Paracchini S, et al.: The genetic lexicon of dyslexia. Annu Rev Genomics Hum Genet. 2007; 8: 57-79
5) Meng H, et al.: DCDC2 is associated with reading disability and modulates neural development in the brain. Proc Natl Acad Sci. 2005; 102: 17053-17058
6) Hannula-Joupp K, et al.: The axon guidance receptor gene ROBO1 is a candidate gene for developmental dyslexia. PloS Genet. 2005; 1: 50
7) Cope N, et al.: Strong evidence that KIAA0319 on chromosome 6p is a susceptibility gene for developmental dyslexia. Am J Hum Genet. 2005; 76: 581-591
8) Siok WT, et al: A structural-function basis for dyslexia in the cortex of Chinese readers. PNAS. 2008; 105: 5561-5566
9) 大西麻衣，他：ミスマッチPCR法によるDYX1C1遺伝子変異スクリーニング．千葉大学人文社会科学研究．2009; 19: 265-276
10) Robertshaw BA, et al.: Scope for more genetic testing in learning disability. Br J Psychiatry. 2006; 189: 99-101

（杉田克生）

3 機能障害部位

a 機能障害部位に関する海外の知見

機能的MRI（fMRI）をはじめとする画像検査法は非侵襲的であることから小児を対象とする研究にも盛んに用いられている．繰り返し検査を行うことができるため発達経過や治療的介入に伴う変化を追うことが可能であり，発達障害のメカニズムの解明や治療法の開発における有用な研究手法となりうる．特異的読字障害の罹病率の高い欧米では，読字の習熟に伴う脳活動の変化や特異的読字障害での障害部位について多くの研究が行われ，コンセンサスのある知見が得られている．

読字には，縁状回・下頭頂小葉を中心とする左頭頂側頭移行部，紡錘状回を中心とする左下後頭側頭回，および左下前頭回がかかわることが知られている（図1）．このうち，左頭頂側頭部は音韻処理，左下後頭側頭回はvisual word form areaとよばれ単語形態認識にかかわる部位である．左下前頭回は発語・文法処理のほか，音韻処理に補助的にかかわるとされる．Shaywitzらは読字障害のない児と特異的読字障害児を対象とする大規模なfMRI研究[1]を行い，読みの初期段階では左頭頂側頭部が，習熟した読み手では左下後頭側頭回が強く活動することを報告した．このことから，文字を1つずつ音韻化（デコーディング）する初期の読みには左頭頂側頭部が，単語をまとまりで読む習熟した読みには左下後頭側頭回が関与すると考えられている．一方，特異的読字障害児（者）では，左頭頂側頭移行部と左下後頭側頭回の活動が読字障害のない人よりも弱く，一方で左下前頭回や右半球にはより強い活動を認める[2,3]．このことから，特異的読字障害児では，音韻処理にかかわる左頭頂側頭部の活動がそもそも不良であり，この結果，左下後頭側頭回を用いた流暢な読みが習得できないと考えられる．一方，下前頭回や右半球

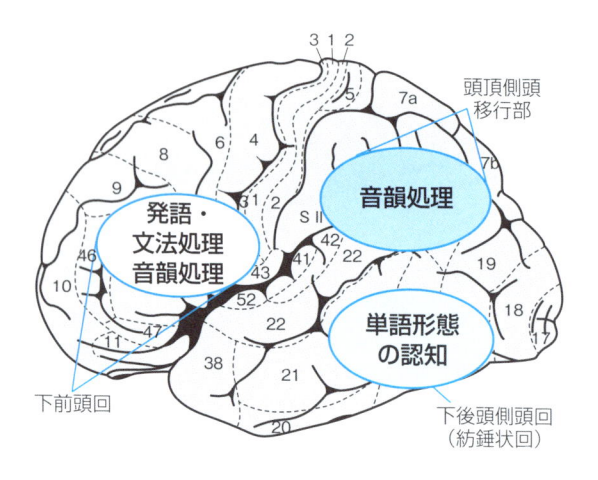

図1 読字にかかわる脳部位

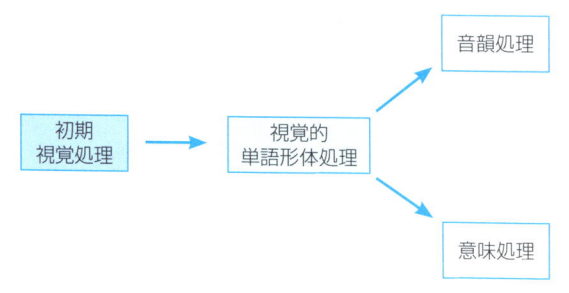

図2 二重経路モデル（Warringtonら, 1980）

は年長の特異的読字障害児でより強い活動を認めることから，努力性の読みを裏づける代償的経路であると推察される[1]．

特異的読字障害は言語により発症率が違うことが知られているが，これは生物学的素因の違いによるものではなく，言語の特徴によるものと考えられている．アルファベット言語での脳機能画像研究では，英語，フランス語，イタリア語という異なる言語においても共通の結果（左下後頭側頭回の活動不良）が報告され[4]，背景にある脳機能障害は共通であるとされてきた．一方，非アルファベット言語である中国語では左中前頭回の活動不良が認められ，読字障害の障害メカニズムが異なる可能性が示唆されている[5]．

b 日本語におけるfMRI研究

日本語の表記においては表音文字（phonogram）である仮名と基本的には表語文字（logogram）である漢字の両者が使用される．読字には音韻性経路と意味性経路があるとする二重経路モデル[6]においては，仮名は主として音韻性経路で，漢字は主として意味性経路で読まれると考えられてきた（図2）．漢字と仮名の違いに関する機能画像研究は多く，仮名においては左頭頂側頭部と左中下後頭回に，漢字においては左紡錘状回により強い活動を認めることが報告されている[7]．また，漢字では仮名に比べて右半球の関与がより大きいことも知られている．しかし，仮名"単語"の読みに紡錘状回がどのように関与するか，仮名文字の習得に伴い脳活動部位がどのように変化するのかという点についてはこれまで明らかになっていない．

日本語における特異的読字障害児を対象とするfMRI研究は極めて少ない[8]．日本語はアルファベット言語とは大きく異なる書記体系をもっている．読字にかかわる基本的神経基盤は共通であるとしても，それぞれの領域の寄与度は書記体系の特徴により異なると考えられる．

c 読字障害のサブタイプに関する海外の知見

読字障害のサブタイプについてはいくつかの報告があるものの，アルファベット圏においても共通概念となっている確立したものはない．代表的なものとしては，読字の二重経路仮説に基づき後天性読字障害と同様に，①音韻性ディスレクシア（phonological dyslexia：音韻性経路の障害により非単語の読みが障害される），②表層性ディスレクシア（surface dyslexia：意味性経路の障害により非典型語の読みが障害される，orthographic dyslexiaともいう），③両者の合併の3つのサブタイプに分けるもの[9]がある．また，音韻障害とrapid naming障害の二重障害仮説（double deficit theory）に基づき，①音韻認識障害のみ，②rapid naming障害のみ，③音韻認識障害とrapid naming障害の合併，の3つのサブタイプに分けるもの[10]，がある．いずれの分類においても両方の障害が合併する症例が最も多いことがサブタイプの研究を困難にしている．それぞれのサブタイプと機能障害部位の関連については明らかにされていない．

また，ADHD，計算障害，特異的言語障害には読字障害が高率で合併するが，これらの合併障害の有無により機能障害部位が異なるのかについても明らかになっていない．

プラスワン 脳機能障害部位に基づく読字障害のサブタイプ：日本人小児における研究

筆者らは，アルファベット言語圏における知見と日本語における読字障害の臨床像をもとに，日本語における特異的読字障害児には，①単音のデコーディングに障害を認める群（左頭頂側頭部障害）と，②習熟した読みにかかわる単語の素早い認識が困難な群（左紡錘状回障害），および③両方が障害された群があるとの仮説を立てた．

①の左頭頂側頭障害では，単音のデコーディングに障害を認め，単音連続読みや非単語の読みで顕著な障害を認めると考えられる．一方，②の左紡錘状回障害では，仮名単語から素早く意味を取ることが困難となり，仮名の逐次読みはできても流暢な読みができないと考えられる．また紡錘状回は漢字の読みによりかかわる部位であることから，漢字に強い障害を認める可能性もある．また，左紡錘状回の活動は習熟に伴う脳機能の局在化によるものと考えられる[11]．すなわち初期の読みにかかわる左頭頂側頭部が障害された場合，適切な介入が行われなければ多くは左紡錘状回も二次的に障害され，③の両者が障害されるパターンになると考えられる．この場合，仮名単音のデコーディング，仮名単語の素早い認識による流暢な読み，漢字の習得のすべてに困難が認められると考えられる．

この仮説に基づき，ひらがなの読みの習熟過程にある学童期の読み障害児および非障害児を対象に，ひらがな単語の黙読課題によるfMRI研究を行った．研究の目的は，①非障害児のひらがなの読みにかかわる神経基盤と習熟に伴う変化，特に紡錘状回のひらがな単語の読みとのかかわりを明らかにすること，②読み障害児での機能的障害部位を確認し，読みの習熟度や臨床像とあわせて検討することにより，サブタイプに関する仮説を検証すること，の2点であった．

対象は通常学級に在籍する小学2〜6年生21名であった．全例に音読課題（本書冒頭の診断手順参照，p.3）を行い，判定基準に基づき，①学年平均の2SD以上の項目が2項目以上存在する，②臨床症状のチェックで読字・書字における困難が複数存在する，をともに満たす者を，読み障害群とした．その結果，10名が読み障害群（男児8名：女児2名，平均年齢9.6±1.1歳），11名が非障害群（男児6名：女児5名，平均年齢9.7±1.7歳）に分類された．読み障害群10名のうち，8名がすでに特異的読字障害の診断を受けており，うち3名がADHDとの合併例であった．

fMRIの課題は英語圏での研究と比較するため，Frostら[12]の課題を参考に作成した．課題はひらがなの黙読であり，絵と一致するかを判断させた．読みの習熟に伴う違いを確認するため，ひらがなで書いた場合の視覚的親密度の違いにより，a)高親密度語，b)低親密度語，c)非単語，d)文字列，e)無意味図形列，の5つのカテゴリ（各カテゴリ20語）を用意した．視覚的親密度の評定は，NTTデータベースより音声単語親密度5以上の3または5〜6モーラ単語を選び，事前に小学2〜6年生40名にひらがなで書いた時の親密度を五件法でたずね，高親密度10語および低親密度語10語を選出した．1セッションは25刺激（約4分）とし，4セッションに分けて行った．絵および刺激語は8秒ごとにランダムに提示した．撮像はSIEMENS MAGNETOM Symphony 1.5Tを用い，Gradient Echo EPI法（TR 4秒）により行った．解析にはSPM5を用いた．

非障害群においてひらがな文字（a＋b＋c＋d）で賦活を認めた部位は，左優位の両側下前頭回，頭頂葉下部，紡錘状回であった．非障害群では読み障害群に比べて両側紡錘状回に強い活動を認め，高親密度語と文字列の比較（a＞d）により左紡錘状回により強い賦活が確認された．また，非障害群では左下頭頂小葉の活動が単音連続読みの音読時間の短縮と有意に相関し，より速く読める児ではこの部の活動が強いことが確認された．読み障害群では音読時間と有意に相関する部位は認められなかったが，特異的読字障害の診断をすでに受けており，かつADHDの合併のない5例ではこの部位の活動が陽性であった．

この研究により，視覚的親密度が高い語に対しては左紡錘状回の賦活が認められ，この部位の活動が習熟した読みにかかわることが示唆された．また，音韻処理を行う左下頭頂小葉の活動が仮名文字のデコーディング能力と関連することが確認された．これらの結果から表音文字であるひらがなの読みの習熟過程には，アルファベット言語と同じ神経基盤が関与するといえる．読み障害群では全例で紡錘状回の活動が不良であったが，左頭頂小葉については活動を認める例が存在した．現時点で脳活動パターンの違いと読字障害のサブタイプとの関連について結論づけることは困難であるが，診断の有無（症状の重症度や治療的介入と関連）や合併障害の有無が脳活動パターンに影響する可能性が示唆された．

まとめ

　読字障害児と非障害児の群間比較を主体とするこれまでのfMRI研究では被験者のクライテリアを明確にすることが必要であった．今後は読字障害における多様性（heterogeneity）を脳機能障害の観点から明らかにする研究が進むと思われる．今回の結果が示唆するように，脳機能画像でのheterogeneityには，基本的な病態の違いのほかに，診断からの時期，介入の有無，合併障害など複数の要因が影響を与えることが予測される．脳機能画像からサブタイプを考えるうえではこれらの要因を除外することはできず，大規模な脳機能画像研究が，広範な認知機能検査や合併障害の評価を含む行動評価，養育・教育環境の調査，さらには遺伝子研究と連携する形で行われる必要がある．

* 　* 　*

文献

1) Shaywitz BA, et al.: Disruption of posterior brain systems for reading in children with developmental dyslexia. Biol Psychiatry. 2002; 52: 101-110
2) Démonet JF, et al.: Developmental dyslexia. Lancet. 2004; 363: 1451-1460
3) サリー・シャイウィッツ著，藤田あきよ訳，加藤醇子医学監修．第6章．脳の機能を見る．読み書き障害（ディスレクシア）のすべて．東京，PHP研究所．80-104, 2006.
4) Paulesu E, et al.: Dyslexia: Cultural diversity and biological unity. Science. 2001; 291: 2165-2167
5) Siok WT, et al.: Biological abnormality of impaired reading is constrained by culture. Nature. 2004; 431: 715-776
6) Warrington EK, et al.: Word-form dyslexia. Brain. 1980; 103: 99-112
7) Sakurai Y, et al.: Different cortical activity in reading of Kanji words, Kana words and Kana nonwords. Brain Res. 2000; 9: 111-115
8) Seki A, et al.: A functional magnetic resonance imaging study during sentence reading in Japanese dyslexic children. Brain Dev. 2001; 23: 312-316
9) Manis FR, et al.: On the bases of two subtypes of developmental dyslexia. Cognition. 1996; 58: 157-195
10) Compton DL, et al.: Are RAN- and phonological awareness-deficits additive in children with reading disabilities? Dyslexia. 2001; 7: 125-149
11) Vinckier F, et al.: Hierarchical coding of letter strings in the ventral stream: dissecting the inner organization of the visual word-form system. Neuron. 2007; 55: 143-156
12) Frost SJ, et al.: Phonological awareness predicts activation pattern for print and speech. Ann Dyslexia. 2009; 59: 78-97

（関あゆみ，小枝達也）

プラスワン　大細胞系（magnocellular system）機能とマグノVEP

　多くの霊長類の視覚系には大細胞系（magnocellular system）と小細胞系（parvocellular system）が存在することが知られている[1]．両者は異なる大きさの網膜神経節細胞にはじまり視神経を経て，外側膝状体に投射する．その後それぞれ一次視覚野V1に投射し，ここから大細胞系経路はV5を経て背側路（dorsal stream）を形成する．一方，小細胞系経路はV4を経て，腹側路（ventral stream）を形成する[2]．magnocellular systemは速い動きに優れた感度をもち，運動や位置に関する情報に関与し，parvocellular systemは細かい対象の解像力に優れており，視力や色覚を司っていると推測されている．

　特異的読字障害（発達性読み書き障害）のmagnocellular systemの機能はこれまで，様々な手法で検討されてきた．Lovegrove[3]は自覚的コントラスト感度を測定し，発達性読み書き障害では速い反転，粗い模様を用いた時にコントラスト感度が悪く，視覚系のtransient systemに選択的障害を認めると報告した．Galaburda[4]はディスレクシア5例，正常例5例について外側膝状体の解剖結果を比較し，患者群でmagnocellular layerの細胞が小さく，大きさが均質でないなどの相違があったと報告した．Livingstone[5]はcheckerboard pattern reversal VEPを用いて，ディスレクシアでは速い反転，低いコントラスト刺激で反応が低下することからmagnocellular systemの機能障害が示唆されると報告した．

　これらの報告にもとづいてStein[6]は視覚系magnocellular systemの異常を発達性読み書き障害の機序とするmagnocellular theoryを提唱した．Stein[7]はさらにこの障害は視覚系のみならず，聴覚系，運動系すべてのtemporal processingの異常であると述べている．しかしながら，このmagnocellular theoryには反論もありSkottunらは一貫してSteinの説に反対している[8,9]．Ramusはphonological theory，magnocellular theory，cerebellar theoryを検証しphonological theory を発達性読み書き障害の原因として支持しているが，それぞれの theory にはそれぞれを支持する膨大なエビデンスが存在することをあわせて述べている[10]．

　発達性読み書き障害の magnocellular system 機能の他覚的検討には VEP を用いた報告がみられている．1992 年に Kuba[11]らはチェック模様が動きはじめる時に VEP が誘発されることを報告し，この motion onset VEP が magnocellular system の機能を反映していると報告した．また，2006 年 Vaegan ら[12]は magnocellular system を特異的に刺激すると考えられる「低いコントラスト，速い反転頻度，低い空間周波数のサイン波縦縞模様」を視覚刺激として多くの例で VEP を記録した．これらの方法を用いて Kubová[13]らは発達性読み書き障害の 70％ に N2 潜時の遅れを認めたと報告している．一方 Vaegan[12]は，コントラスト閾値の異常を示したものは発達性読み書き障害の 30％ に過ぎなかったと報告している．

　Vaegan の方法は視神経から一次視覚野までの magnocellular system 機能を評価することが可能であり，筆者らはこの方法が小児に応用することができるであろうと考えている．そこで，低空間周波数，低コントラスト，高反転頻度のサイン波縦縞模様装置を作製し，正常例と発達性読み書き障害例での VEP の記録を試みている．健常者では本 VEP の振幅はコントラストを低下に伴い減衰するという特徴が見出されており，発達性読み書き障害例ではコントラスト閾値が健常者と異なるか否かに注目して現在検討を進めている．今後は検討症例を追加して，音読能力や神経心理学的検査の結果との相関を検討していく予定である．

文献

1) Livingstone H, et al.: Segregation of form, color, movement, and depth: anatomy, physiology and perception. Science. 1988; 240: 740-749
2) Sakata H, et al.: The TINS lecture. The parietal association cortex in depth perception and visual control of hand action. Trends Neurosci. 1997; 20: 350-357
3) Lovegrove WJ, et al.: Specific reading disability: differences in contrast sensitivity as a function of spatial frequency. Science. 1980; 210: 439-440
4) Galaburda A, et al.: Evidence for a magnocellular defect in developmental dyslexia. Ann N Y Acad Sci. 1993; 682: 70-82
5) Livingstone MS, et al.: Physiological and anatomical evidence for a magnocellular defect in developmental dyslexia. Proc. Natl. Acad. Sci. USA. 1991; 88: 7943-7947
6) Stein J, et al.: To see but not to read; the magnocellular theory of dyslexia. Trends Neurosci. 1997; 20: 147-152
7) Stein J: The magnocellular theory of developmental dyslexia. Dyslexia. 2001; 7: 12-36
8) Skottun BC: Some remarks on the magnocellular deficit theory of dyslexia. Vision Res. 1997; 37: 965-966
9) Skoyles JR, et al.: Conflicting data about dyslexia's cause. Science. 2009; 326: 228-229
10) Ramus F, et al.: Theories of developmental dyslexia: insights from a multiple case study of dyslexic adults. Brain. 2003; 126: 841-865
11) Kuba M, et al.: Visual evoked potentials specific for motion onset. Doc Ophthalmol. 1992; 80: 83-89
12) Vaegan, et al.: Visual-evoked response, pattern electroretinogram, and psychophysical magnocellular thresholds in glaucoma, optic atrophy, and dyslexia. Optom Vis Sci. 2006; 83: 486-498
13) Kubová Z, et al.: Visual evoked potential evidence for magnocellular system deficit in dyslexia. Physiol Res. 1996; 45: 87-89

（山崎広子，北　洋輔，稲垣真澄）

I章 特異的読字障害

D 疫学

1 アルファベット語圏における有病率の推定

　先天性語盲の最初の症例報告から100年以上が経つが，特異的読字障害（specific reading disability；SRD）または発達性読み書き障害ないし発達性ディスレクシア（ここでは2つの用語を同義として扱い，SRDで代表する）の有病率をめぐる議論は，まだ収束していない．実際に，これまで報告された有病率の推定値は，1％未満～約20％まで大きなばらつきを見せている．これは，SRDの定義，特に操作的分類基準の多様さや，サンプリング法など研究方法の違い，そして習得する言語の特徴などに由来するものと思われる．

　近年，欧米を中心に大規模な出生コホートによるSRDの研究が相次いで報告されるようになり，疫学的視点から有病率を推定する試みが増加しつつある．ここでは，コホート研究のほか政府機関等によるデータベースに基づく研究や，任意性は免れないものの比較的多数を対象とした研究を取り上げ，その結果を概観する．

　まず，コホート研究であるが，最も著名なのはエール大学のShaywitz夫妻（"The Shaywitzes"）によるConnecticut Longitudinal Studyである．彼らは一連の研究[1～3]から，①学童の17.5％は読字成績が年齢以下，あるいは能力以下の水準であること，②SRDが男児に多いというのは被験児選択に関するバイアス（紹介者の偏り：referral bias，または，診断の偏り：ascertainment bias）によるもので，school（teacher）-basedではなくresearch（test）-basedで判定を行えば，有病率に性差はないこと，③読字成績は正規分布し，期待値を1.5SD下回る（かつIQ≧80）場合をSRDとするのが妥当であること，④SRDは成人期においても持続し，その原因は音韻符号化の障害によるものであること，などを主張した．

　Shaywitzらは厳密な意味での有病率推定は行っておらず，初期の研究以外は米政府の報告資料等の引用である．しかし，彼らの研究のインパクトは非常に強く，有病率17.5％（これを上限値として，後から5％という下限値が示された）という数字は多くの研究者の信頼を得た．その後，KatusicらのMayo Clinicグループは，ミネソタの大規模出生コホートによる母集団研究から，SRDの有病率を5.3～11.8％（判定基準とした4つの公式により異なる）と推定した[4]．米国以外では，イスラエルのコホートで6.5％（dyscalculiaと同程度として記載）とされ[5]，イギリスとニュージーランドの4つのコホートで約15％（ただし，読字成績が15パーセンタイル以下をIQと無関係にSRDとしている）[6]などの報告がある．

　その他の母集団研究，あるいはそれに準じた比較的規模の大きい研究，および公的データベースによる有病率の推定では，SRDは1.06％（ギリシャ）[7]，9.7％（米国）[8]，1.28％（エジプト）[9]，9％（オランダ）[10]というように，極めて差の大きい結果が得られている．これだけの差は，SRDの判定基準と言語のもつ特徴などを総合しなければ説明することは難しい．

　当然のことながら，SRDの判定基準が厳しくなるほど有病率は減少し（特異性），基準が緩くなるほど増加する（感度）．1990年代のはじめに米国では学習障害児の数が激増してSRDと診断さ

れる割合も20%を超え，財政圧迫や現場の教師の負担が懸念された．ところが最近では，特異的学習障害児（その80%はSRDといわれる）は全米の児童生徒（6〜17歳）の5.5%であると発表されている[11]．ちなみに，DSM-IV-TRでは，米国における読字障害の有病率は学齢期小児の4%であると記載されている．これらの数字は上述の諸研究の下限値に相当する．つまり同じ国でも10年程の間に有病率は1/4ほどに低下している．これは実態が変わったというより，基準が変わったのではないかと考えたほうが妥当である．

一方，習得する言語の特徴によって有病率は大きく異なる可能性は，かなり以前から指摘されていた．Lindgrenら[12]は，書記素と音素の一致の不規則性などから，ラテン語由来のイタリア語やスペイン語では英語よりSRDの有病率が低くなることを，米国とイタリアの小学生を対象とした比較研究から主張した．ただし，彼ら自身が認めているように，被験者の抽出は疫学的な方法によるものではなかった．SRDと言語の関係については多くの研究者が関心をもち，説明理論も提案されている[13]が，実は信頼すべきデータは極端に不足している．こうした異文化間比較研究の端緒となったのは，子音と母音の関係に高い一貫性と透明性をもつ日本語ではSRDの有病率は極めて低い（0.98%以下）という報告であった[14]．この研究は方法上の多くの弱点をもっていたが，標的集団は9,195名の小学校児童であり，疫学的志向性のある研究といえる．

2 性差について

SRDの有病率をめぐるもう1つの大きな問題は，性差があるかないかである．遺伝的要因説も根拠となり，従来からSRDは男児に多いという見方が優勢であったが，それは紹介者の偏りやバイアスによるもので，性差はないとする報告が出された[15]．確かに，教師（学校）による判定より研究者（テスト）による判定のほうがSRDの有病率における男女差は少ない．しかし，後者の場合でも男女比に有意差はないものの男児の比率が高い傾向は例外なく認められ，また，その比率（男：女）は1:1より3:2に近いことが知られている．Share & Silva[16]は統計学的アーチファクト説を唱え，有病率の推定は男女別に行うべきであるとした．その理由は，読字成績（得点）の分布は男女で異なり，男児は女児に比べて平均値が低く分散が大なので，共通の回帰式から予測すると，男児では有病率が過大評価され女児ではその逆になることをあげた．そこで，男女別の回帰式を使えば性差はなくなるという．しかし，この考えは男女の違いを前提として，それぞれにSRDを定義することを意味する．現在，紹介者バイアスを統制してもSRDは男児の割合が高い（およそ2〜3倍）とする報告[6, 17, 18]が増加してきた．

3 書字表出障害，算数障害およびADHDとの関係

書字表出障害と算数障害はSRDによく合併するといわれる．しかし，信頼できるデータは意外に乏しいのが現状である．オランダの学童でSRDと算数障害が合併する比率は7.6%であった[19]．イスラエルの11〜12歳児では算数障害の有病率が6.5%（性差なし）で，そのうち26%がADHDを，17%がSRDを合併していた[5]．米国の大規模コホート研究によると，書字表出障害の有病率は6.9〜14.7%（3つの公式により判定）で，いずれの場合も男児の有病率は女児の2〜3倍であり，また，SRDを伴わない書字表出障害の比率は25%であった[18]．

4 わが国における有病率の推定

これまでわが国において，SRDの有病率推定に関する母集団研究は存在しなかった．1968年のMakitaによる先駆的研究は，東京都の小学1〜4年生9,195名を標的集団とし，見かけ上母集団研究に近いものであったが，いくつかの方法上の弱点をもっていた．すなわち第1に，調査対象校の選定が恣意的であったこと，第2に，SRDではなく何らかの読みの障害がある児童（some degree of reading difficulty）の抽出を目的としたこと，第3に，知的障害児を除外できなかったこと，

第4に，教師を対象とした質問紙に複数の児童の情報をまとめて記載するようにした（児童に関する情報を個別に分離できない）こと，などである．

その結果，SRDの可能性をもつ児童の頻度を，大雑把に，しかも過剰に見積もることとなった．

しかしながら，上限0.98%という極めて低い値は国際的に関心をもたれ，有病率に及ぼす言語の影響に関する異文化間比較研究を触発したといえる．しかし，以後40年の間，わが国ではこれに続く研究は行われなかった．

文献

1) Shaywitz SE, et al.: Prevalence of reading disability in boys and girls. Results of the Connecticut longitudinal study. JAMA. 1990; 264: 998-1002
2) Shaywitz SE, et al.: Evidence that dyslexia may represent the lower tail of a normal distribution of reading ability. N Engl J Med. 1992; 326: 145-150
3) Shaywitz SE, et al.: Persistence of dyslexia: the Connecticut Longitudinal Study at adolescence. Pediatrics. 1999; 104: 1351-1359
4) Katusic SK, et al.: The forgotten learning disability: epidemiology of written-language disorder in a population-based birth cohort (1976-1982), Rochester, Minnesota. Pediatrics. 2009; 123: 1306-1313
5) Gross-Tsur V, et al.: Developmental dyscalculia: prevalence and demographic features. Dev Med Child Neurol. 1996; 38: 25-33
6) Rutter M, et al.: Sex differences in developmental reading disability: new findings from 4 epidemiological studies. JAMA. 2004; 291: 2007-2012
7) Anastasiou D, et al.: Identification and overidentification of specific learning disabilities (dyslexia) in Greece. Learn Disabil Q. 2009; 32: 55-69
8) Altarac M, et al.: Lifetime prevalence of learning disability among US children. Pediatrics. 2007; 119 suppl: S77-S83
9) Farrag AF, et al.: Prevalence of specific reading disability in Egypt. Lancet. 1988; 2(8615): 837-839
10) van Bon WH, et al.: The prevalence of poor reading in Dutch special elementary education. J Learn Disabil. 2006; 39: 482-495
11) U.S. Department of Education, Office of Special Education and Rehabilitative Services. Twenty-seventh annual report to Congress on the implementation of the Individuals with Disabilities Education Act. Washington, DC: 2005
12) Lindgren SD, et al.: Cross-national comparisons of developmental dyslexia in Italy and the United States. Child Dev. 1985; 56: 1404-1417
13) Wydell TN, et al.: A case study of an English-Japanese bilingual with mono-lingual dyslexia. Cognition. 1999; 70: 273-305
14) Makita K. The rarity of reading disability in Japanese children. Am J Orthopsychiatry. 1968; 38: 599-614
15) Flynn JM, et al.: Prevalence of reading failure in boys compared with girls. Psychol Sch. 1994; 31: 66-71
16) Share DL, et al.: Gender bias in IQ-discrepancy and post-discrepancy definitions of reading disability. J Learn Disabil. 2003; 36: 4-14
17) Flannery KA, et al.: Male prevalence for reading disability is found in a large sample of black and white children free from ascertainment bias. J Int Neuropsychol Soc. 2000; 6: 433-442
18) Katusic SK, et al.: Incidence of reading disability in a population-based birth cohort, 1976-1982, Rochester, Minn. Mayo Clin Proc. 2001; 76: 1081-1092
19) Dirks E, et al.: Prevalence of combined reading and arithmetic disabilities. J Learn Disabil. 2008; 41: 460-473

プラスワン　仙台市の小学校児童におけるSRD有病率の推定

筆者らはSRD児をスクリーニングするための通常学級担任教師用質問紙を開発し，仙台市の公立小学校の全児童を母集団とする標本調査を実施して，SRD（疑い）児の推定有病率とその性差を明らかにすることとした．

a｜対象と方法

「読みにつまずきのある児童」を評価する教師用質問紙を作成し，福岡県内の2つの小学校において予備調査を行い，項目の信頼性を検証した．その後，この質問紙を用いて仙台市における全公立小学校（特別支援学校を除く）126校の児童54,543名（平成20年度学校基本調査による）を対象とする母集団調査を行った．できるだけ偏りのない標本を得るため，行政区（5区）と学校規模（小，中，大）から調査対象校を22校層化抽出し（抽出率17.5%），該当校の全学年通常学級担任あてに質問紙を送付した．担任教師には，在籍児童の中で「読みにつまずきのある児童」を選び出し，その児童について質問紙に回答するよう依頼した．回答にあたっては添付の記入要領を熟読することを求めた．質問紙は無記名で，児童の学年と性別のほか，A. 読みに関する8項目，B. 認知・行動面の特徴に関する4項目，C. 国語と算数の学力水準に関する2項目，D. 特記事項（知的障害，LD，ADHD，PDDの有無等）4項目，E. 回答者の属性（経験年数，特別支援学校免許，研修等の受講歴）3項目からなる．回答済みの質問紙は封筒に入れ，学校単位で回収した．

b｜結果と考察

予備調査では，Aの項目1〜8【仮名の音読（1文字），漢字の音読（1文字），仮名の音読（単語），漢字の音読（単語），

文の音読，文を読んで内容をつかむ(読解)，見て書く(語句の書写＝視覚認知＋書字)，聴いて書く(語句の聴写＝聴覚認知＋書字)】に，「普通にできる」＝1，「やや困難」＝2，「かなり困難」＝3と得点を与え，合計得点を求めた．その結果，内的整合性を示すα係数＝0.785，再検査信頼性係数r＝0.742であった．B～Dの項目群に関しても，それぞれ信頼性が高いことが確認された．

　本調査では，調査対象となった22校のうち21校(児童数は合計8,510名)から完全な回答があった(回収率95％)．このうち，担任教師が「読みにつまずきがある」と認めた児童は272名で，質問紙の有効回答は271名分であった．ここで，SRD(疑い)児の判定基準として次の3つを設けた．基準1：読みに何らかの問題があり，かつ，知的障害がない(推定含む)者．基準2：基準1を満たし，かつ，「文の音読」が「やや困難」あるいは「困難」な者．基準3：基準2を満たし，かつ，国語に「2学年以上の遅れがある」者(1・2年生では，「他児に比べ明らかに遅れている」者)．なお，基準2の設定にあたっては，読みに関する8項目の得点に対して，ノンパラメトリック項目応答理論の1つであるMokken Scale Analysisを用いて項目の累積性・階層性について分析を行い，全学年を通じて尺度化可能で信頼性があり，かつ児童にとって最も遂行困難な項目として，「文の音読」を抽出した．すなわち，上位項目(文の音読)ができれば下位の4項目(仮名や漢字の読み)はすべて可能であることを意味する．

　基準1を満たした者は232名(すなわち8,510名の2.7％)で男児の割合は75.9％，基準2を満たした者は184名(2.2％)で男児の割合は75.0％，基準3を満たした者は62名(0.7％)で男児の割合は74.2％であった．これを学年別(1～2年生，3～4年生，5～6年生)にみると，基準1と2では1～2年生および3～4年生の推定有病率は同値であり，それぞれ3.3％と2.7％であったのに対し，5～6年生ではそれぞれ1.5％と1.4％であった．基準3では1～2年生が0.7％，3～4年生が0.9％，5～6年生が0.5％であった．この結果は，学年によって有病率が異なるというよりは，今回の判定基準では高学年の児童を効率よく見分けることが難しかったものと解釈される．

まとめ

　特異的読字障害(SRD)児をスクリーニングするための通常学級担任教師用質問紙を開発し，平成19年～20年にかけて仙台市の小学生の母集団調査を実施した．その結果，SRD(疑い)有病率は0.7～2.2％と推定された．性差については，3つの基準すべてにおいて約3：1であり，男児の割合が高いという結果が得られた．今回の知見は，わが国におけるSRDをはじめとする発達障害の疫学調査の礎になるものと考えられる．

　　(細川　徹)

I章　特異的読字障害

E　臨床症状

「読み」は文字を見ることからはじまり，文章の内容理解に至る一連の作業である．その過程は以下の2つに，大きく分けることができる[1,2]．

① 文字を音韻に変換するデコーディング
② 音声言語に変換された文の内容を理解するまでの過程

それぞれの過程に特異的な認知の障害が起きる可能性があるので，読字障害もそれぞれに分けて考えるとわかりやすい．

①の過程で生じる読字障害は，視覚的にとらえた文字や単語を頭の中で音韻へ変換することが困難なために生じるもので，発達性ディスレクシア（developmental dyslexia），発達性読み書き障害とよばれる．基本的な特徴は文字から音韻への変換困難だが，音韻への変換に時間と労力を費やすため文章の内容理解にまで到達しないことが多い．読みの障害と書字の障害を合併する．

②の過程で生じる読字障害すなわち，文字―音韻変換に問題がなく，それ以降の過程である文の意味理解に特異的な障害をもつ群では，基本的には書字の障害を合併しない．言語障害との関連が示唆される．

黙読や文章の内容把握で読み能力を判断すると①と②を区別できないが，音読すると①では問題点が明らかとなり，②は音読が流暢で，読み誤りも少ない．これらのことから，読字障害では，文字や文章を「音読」させる検査が重要であることがわかる．

1 発達性ディスレクシアの症状

国際ディスレクシア協会の定義[3]では「正確かつ／または流暢な単語認識の困難さであり，綴りおよびデコーディング能力の弱さである」とされる（p.24）．

a　読み困難の状況と経過

日本語はローマ字を除くと基本的に3種類の文字を混合して表記される．読み困難はそれぞれの文字で異なった様相と経過をとる．

ひらがなは1文字あたりの使用頻度が高く文字と音の対応性もよいので，読み困難の程度が比較的軽い．ひらがな習得の当初は読めない文字が多く読みの流暢さに欠けるが，発達性ディスレクシアでも小学校高学年に達するとほとんどの場合，ひらがなの読みにそれほど困難を感じない程度に習熟する．カタカナは使用頻度が低く学校で練習に費やす時間も少ないので，学年が上がっても読み誤りや逐次読みが残ることが多い．

仮名文字では特殊音節の読みが困難なことが特徴的である[4]．特殊音節とは，「きゃ」「りょ」などの拗音，あ行の文字で表される長音（伸ばす音），小さい「っ」で表される促音（つまる音），「ん」と表記する撥音（はねる音）を指す．拗促音（「ちょっと」など）や拗長音（「ぎゅうにゅう」など）のように特殊音節が重なると混乱が大きくなる傾向が見受けられる．

漢字は，仮名文字に比べて文字数が多い．また，文字形態が複雑なだけでなく，熟語や文の中での使われ方によって1つの文字の読み方が何通りにも変化するので，読みの到達度は高学年になって

も低いことが多い．文字と音韻を単純に対応させるかな文字と異なり，形態，音韻と漢字のもつ意味が3つつながって漢字の読みが完成するので，漢字の習得には語彙の力が要求される．漢字の読み困難の状態像は「読み方が思い浮かばない」，「当該漢字の別の読み方に誤る（赤飯→あかはん）」，「意味の類似した別の漢字の読み方をする（図工→こうさく）」などである．

国語の教科書のように，何度も繰り返し音読する機会がある文章では内容を記憶していて，まるで読んでいるかのように「音読」するので周囲が気づかないことが多い．したがって読み技能の判断には，本人にとってはじめての文章を音読する課題を用いることが必要である．

b　認知所見

発達性ディスレクシアは学習障害の中で最も病因・病態の検討が進んでおり，特にアルファベットを用いる言語圏で多くの研究成果がある．視覚認知やその他の脳機能の関与も検討されているが[5]，現時点では，音韻認識や聴覚性短期記憶など聴覚言語認知の障害[6]やrapid namingの障害[7]がかかわるという意見が広く支持されている．音韻認識は言葉の音韻構造に関する認知で，言葉の音韻数を数える，言葉から特定の音韻を省く，言葉の音韻を入れ替えるなど，音韻を操作する課題で計測される能力である．モーラ（注1）をベースとした日本語の音韻認識課題でも欧米と同様，発達性ディスレクシアで成績の低下が確認され[8〜10]，長音や促音のモーラが認識できていないことは臨床症状としてもしばしば観察される．ローマ字表記はモーラより細かい音素（注2）レベルまで認識する必要があるので，発達性ディスレクシアはローマ字が苦手であることが多い．rapid namingは，視覚で捉えたものをすばやく音声化する能力で，ランダムに並んだ複数の数字，絵，色などをできるだけ速く呼称していくrapid automatized naming testで計測される[11]．rapid namingの能力は読みの流暢性に関与すると考えられている．二重障害仮説では，音韻認識とrapid namingの2つを発達性ディスレクシアの機序として重要視する．双方の低下があると重症化するといわれる[12]．

一般的な言語障害による読みの障害とは異なるため，原則的にWISC-IIIのVIQの低下は認めない．ただし言語障害と合併するとより重症となりやすい．

c　デコーディングの二つの方法

文字で表された言葉の変換（デコーディング）には，文字から音韻に直接変換する方法と，文字からその言葉の意味に変換する方法の2種類あり[13]，実際の読みでは双方を用いていると考えられている．後者は音読では意味理解の後で音韻に変換される．一般的には読みの習得初期には前者が主に働き，読みが上達してくると後者の役割が大きくなると考えられる．この2種類の方法（ルートあるいはモジュール）が発達性ディスレクシアのどの段階でどのように関係しているかはいまだ議論の余地がある．いずれにせよ，読みに言葉の意味理解能力が関与していることは重要で，介入方法を組み立てる際に考慮が必要となる．

❷ 発達性ディスレクシア以外の読字障害

文字─音韻変換以降の過程に問題点をもつ読字障害は異なる認知障害をもつと考えられ，介入方法も異なる．音読の速度や正確さに問題はないが読解に困難をもつため，内容が複雑であるものや未知の概念を含む文章では内容把握が困難になる．「本を読みたがらない」という訴えもあるが，自分の興味領域の文章であれば用語に親和性があり，内容把握が容易なので読むのが苦にならないというケースもある．最近は，特異的言語発達障

注1　モーラ（mora）：日本語では音韻の最小単位と考えられ，日本語の音韻認識はモーラ単位となる．音節（syllable）に近いが，特殊音節の数え方が異なる．たとえば「しんぶん」は2音節，4モーラ，「きって」は2音節，3モーラである．つまりかな文字の一文字に相当する．

注2　音素（phoneme）：モーラや音節より小さい音韻の単位で，子音と母音を分けて考える．ローマ字表記のアルファベット1文字にほぼ相当する．欧米語の音韻の最小単位は音素となり，音韻認識も音素単位である．

害(specific language impairment)という言語性意味処理の機能異常との関連も指摘されている．知的能力の高い広汎性発達障害では，意味概念の問題から同様の訴えをもつことがある．

a 鑑別するべき障害

鑑別にあがるのは知的障害である．全般的な認知力の低下により読字や書字に必要な基礎認知も障害されるために，学年相当の読み書き技能の発現が遅れる．言語発達の低下も読み書きに影響する．個人の発達レベルに比較して特異的な読み書き技能の低下の有無の判断が求められる．

注意力や集中困難の障害がある場合には，読字にもその影響が表れる．似た言葉への置き換え読み(おじさん→おじいさん)や適当読み(特に語尾に多い，行きました→行った)，行をとばして読む，同じ行の頭に戻るなどを認める．行を順に追って読むことの苦手さは眼球サッケード(衝動性眼球運動)の障害でも認める[14]．注意集中障害や眼球運動障害は読字障害に合併していることも多く，両方の影響が読字に同時に現れることも珍しくない．

③ 文字を書く

書字の問題は，前述の発達性ディスレクシアに伴うものと，読字障害をもたない書字障害(書字表出性障害)がある．両者の臨床像や基礎認知の異同については，今後の検討課題である．

ひらがなに比べて，カタカナと漢字の書字が困難である場合が多い．アルファベットを用いる言語では書字障害は主に綴りの問題であるのに対し，日本語表記ではより多彩な特徴が表れる．その状態像は表1のとおり様々である．

書字障害の原因を形態認知の障害とする報告[15]が多いが，その他にかな文字の音韻的側面，文法，あるいは語の意味概念など言語能力，また漢字の意味と読みの統合，運動の記憶など，書字に関係する認知機能は広範囲にわたる可能性がある[16]．一人の子どもの中にそれらが混在することが多く，書字の誤りに対しては分析的に考えて，対処することが求められる．時に話題にのぼる鏡文字(左右が逆になる)は，文字習得をはじめたこ

表1 書字障害における書字の特徴

1. 文字形態を想起できない
2. 文字形態の誤り(実在しない文字を書く)
3. 長音，促音などを省く，あるいは誤った位置に書く
4. 拗音の誤り
   ①別の音への置き換え(「しゃ」→「しゅ」など)
   ②実在しない文字の組み合わせ(「さゃ」など)
5. 「〜を」「〜は」「〜へ」など助詞の特殊な表記の誤り
6. 一つの単語の中にひらがなとカタカナが混じる
7. 長音の表記方法がひらがなとカタカナで異なることの混乱
8. 同じ読み方をする別の漢字を当てる(田畑→田旗など)
9. 送りがなの誤り(「一人」→「一人り」など)

ろの子どもに広く認め，多くの場合自然に是正される．

書字の誤りではないが，書字と関連した訴えとして「文字形態が崩れる」「文字のパーツの大きさの比率がおかしい」「文字や文がはみ出る，ゆがむ」などがあり，臨床上頻度が高い．これらは上記の書字障害とは異なり，協調運動の問題，あるいは注意集中障害と関連づけて考えて対処すべき問題であろう．

④ 臨床経過

a 発達性ディスレクシアの経過

就学以前に気づかれることはまれで，就学後に様々な程度の読み困難に保護者や担任が気づくことが多い．「教えるまで文字への興味がなかった」と訴えることが多いが，発達性ディスレクシアでない子どもにもみられる訴えなので，特異的ではないと考える．

ひらがなは障害の程度が軽かったり，記憶など他の能力で読みを代償していると発見されにくいことがある．そして，カタカナは使用頻度が低いので本人や周囲の困難感は少ない．そのためひらがな，カタカナの読み障害はそれらが十分習得されていない場合でも気づかれないことが多い．

漢字の習得困難が発見の糸口になることがえてして多く，小学3年生以降になって漢字の苦手さを訴えて来院することが少なくない．学校では漢字の書き取りに重点を置くので，特に書字困難の主訴が多い．この時点でかな文字の困難さを尋ねても意識していないことがあり，読み書き全般の

障害であっても，漢字書字困難が唯一の訴えであることは珍しくない．また，ローマ字の読み書きが苦手であることも多い．そして，あまり重要視されていないが，ワープロを習得する時のキー操作（かな入力かアルファベット入力か）や，同じく音素レベルが音韻単位となる英語の学習には関連するので，注目しておく必要がある．

読字に関する訴えは「読むことができない」から「読むのに時間がかかる」「読むことを嫌がる」「いつまでも逐次読み，たどり読みをする」「読めない部分を飛ばして読む」「読み誤りが多い」「読んでも内容を理解していない」など様々である．

書字に関する訴えは，「文字が書けない（文字形態が思い浮かばない）」「書字の誤りが多い」「文字を書くのを嫌がる（漢字テストだけでなく，作文，連絡帳など）」「文字を書くのに時間がかかる」「漢字を使わず，ひらがなばかりの文章を書く」などが多い．

母語の学習障害と同列に論ずることはできないが，音韻と文字配列の関係がより難しい英語の習得は困難が予想される[17]．

b 発達性ディスレクシア以外の読字障害の経過

文章の意味内容の把握の問題なので，一般的に小学3年生前後頃から算数の文章題や国語の長文問題に困難が生じてくることが多い．国語の音読の流暢さとのギャップが特徴的である．基本的に書字には問題ないが，作文を苦手とすることがしばしばみられる．明らかな言語発達障害を伴っている場合は就学前に発見される．

c 書字表出障害の経過

かな文字より漢字書字困難の訴えが多い．書字困難に関しては発達性ディスレクシアと同様の訴えと経過なので，鑑別が必要である．特殊音節に関係するかなの誤字が比較的少ない傾向にある．

文献

1) Gough PB, et al.: Decoding, reading and reading disability. Remedial and Special Education. 1986; 7: 6-10
2) 田中裕美子：読み障害児の言語の問題．LD研究．2008; 17: 209-217
3) Lyon GR: Defining dyslexia, comorbidity, teacher's knowledge of language and reading. Ann Dyslexia. 2003; 53: 1-14
4) 松尾育子，他：発達性読み書き障害児におけるひらがな単音読みの特性－音読反応時間と誤読数の音種別比較－．小児の精神と神経; 2010; 50: 163-170
5) Stein J: The magnocellular theory of developmental dyslexia. Dyslexia. 2001; 7: 12-36
6) Mody M: Phonological basis in reading disability: a review and analysis of the evidence. Read Writ. 2003; 16: 21-39
7) Denckla MB, et al.: Rapid automatized naming: dyslexia differentiated from other learning disabilities. Neuropsychologia. 1976; 14: 471-479
8) 若宮英司，他：読字困難児のひらがな単音読字能力の検討．小児の精神と神経．2006; 46: 95-103
9) Seki A, et al.: Reading ability and phonological awareness in Japanese children with dyslexia. Brain Dev. 2008; 30: 179-188
10) 田中裕美子，他：読み書きの習得や障害と音韻処理能力との関係についての検討．LD研究．2006; 15: 319-329
11) 金子真人，他：就学前6歳児におけるrapid automatized naming（RAN）課題と仮名音読成績の関連．音声言語医学．2004; 45: 30-34
12) Wolf M, et al.: The double deficit hypothesis for the developmental deslexias. Journal of Educational Psychology. 1999; 91: 415-438
13) 伊集院睦雄，他：健常成人と後天性失読症例の音読モデル研究の立場から－二重経路モデルとトライアングル・モデル－．LD研究．2003; 12: 268-278
14) 奥村智人，他：Reading disorder児における衝動性眼球運動の検討．脳と発達．2006; 38: 347-352
15) 宇野 彰，他：漢字書字に特異的な障害を示した学習障害の1例－認知心理学的および神経心理学的分析－．脳と発達．1995; 27: 395-400
16) 橋本竜作，他：読み障害を伴わず，書字の習得障害を示した小児の1例．高次脳機能研究．2006; 26: 368-376
17) 中村朋子：大学におけるリメディアル教育への提言－英語のつまずきに関して－．岡山：大学教育出版．2005

（若宮英司）

I章　特異的読字障害

F　診断・評価および検査法

1　診断・評価

特異的読字障害の診断には全般的知能が正常であること，視覚障害・聴覚障害がなく，家庭環境，教育の機会にも阻害要因が認められないにもかかわらず，読み書きの発達が特異的に障害されていることを確認する必要がある．わが国では，読み書きの到達度を確認する標準化された検査は十分に確立されていないが，本書冒頭の診断手順等を客観的な評価法として用いることができる．同学年の基準値と比較して有意に低いという情報が臨床診断に有用である(p.2)．

2　検査法

読字障害の背景に存在する大脳障害を形態的・機能的に検出する医学検査と大脳皮質機能症状を臨床的に評価するための検査すなわち神経心理検査がある．

a　医学検査

1) 頭部画像検査

MRIあるいはCTによって後頭葉や側頭葉などの大脳病変の有無について確認を行う．

2) 脳血流検査

SPECT(single photon emission computed tomography)検査によって，機能障害部位の推定を行う．左大脳半球の角回を含む頭頂後頭葉領域の局所脳血流(rCBF)低下例も存在する．成人の失読失書でみられる左角回の病変と類似した所見と考えられる．

3) 機能的画像検査

機能的MRI(fMRI)により，読字(黙読)課題中の脳賦活部位の検討を健常者と比較することで病態を追求するものである．C.病態の3.機能障害部位を参照されたい(p.29)．読字障害例の脳機能の代償の点からも今後の研究の発展が注目されている．

4) 事象関連電位検査

漢字課題を含む3種類の刺激ペアを作成し，書字障害や読み書き障害を示す児の視覚性P300と聴覚性P300を比較検討したところ，聴覚オドボール課題によるP300はほぼ正常に得られたが，漢字，図形刺激P300は高率に異常が得られたという[1]．最も重症な障害例では，検査自体が不可能であった．読みに比べて書字の障害が目立つ例においても「読み情報処理」の冗長性が事象関連電位によって確認できると考えられる．

b　神経心理検査

知能検査を行い，全般的な知能が正常範囲にあることを確認する．次に，視覚認知機能，言語機能，聴覚認知機能，記憶力などをそれぞれ評価していく．主な心理検査の適用年齢を表1に示す．

1) WISC-III

小児用知能検査の代表的なもので，言語性検査と動作性検査から構成される．全検査知能指数(full intelligence quotient；FIQ)だけでなく，言語性知能(VIQ，言語性IQ)と動作性知能(PIQ，動作性IQ)が測定される．VIQは学校などで学習された能力を測るもので，神経心理学でいう「言語機能」を測る検査ではない．PIQは視覚刺激に対する処理能力や巧緻性動作能力が測定される．下位

検査評価点を比較することで認知機能のアンバランスを推定できる．

2）K-ABC

本検査は認知処理を継次処理と同時処理の二つに分けて評価する検査で，最近頻用される．継次処理尺度，同時処理尺度，習得度尺度から構成される．継次処理検査の二項目（数唱，語の配列），同時処理検査の二項目（魔法の窓，絵の統合）は言語性検査の課題でもあるので，結果の解釈に注意がいる．習得度尺度は WISC の言語性知能指数とほぼ同じ意味をもつが，下位検査項目の「言葉の読み」，「文の理解」は仮名の音読，文章の理解を評価できるため，読字障害疑い例では特に重要な評価項目となる．

3）視覚認知検査

Frostig（フロスティッグ）視知覚発達検査や錯綜図の認知，Rey の複雑図形課題などがある．いずれも，巧緻性が劣り手先が不器用な例や年少例では評価点数が低く出てしまうので，解釈には注意がいる．たとえば，Frostig 視知覚発達検査では，指さしだけで答えができる空間位置（IVa，IVb）が有用である．また錯綜図で視覚認知能力を測る際には，まず重なり合った線の中に存在する物品を口頭で答えさせる．次に，その物品をひらがな，カタカナで表記させる．最後に，それぞれの輪郭を鉛筆でなぞらせる，という段階を踏むとよい．

Rey の複雑図形については，まず模写を行わせる（模写課題）．その後すぐに同じものを書かせる直後再生，30 分後に書かせる遅延再生の 3 過程を行うことで，視覚認知，記銘，記憶力などを検査できる．立方体の投射図の模写を行わせることで，視空間認知機能障害を見出すこともできる．

WISC-III の「絵画完成」，K-ABC の「絵の統合」も視覚認知機能評価に有用な下位検査項目である．

4）記憶力検査

単純図形の記銘力は Benton（ベントン）視覚記銘検査で評価し，複雑図形の記憶力については上記

表1　心理検査の分類

区分	操作の難易度	検査名	適用年齢*
発達および知能検査	簡単なもの	遠城寺式発達検査[2]	0歳～4歳8ヶ月
		津守・稲毛式発達検査[3, 4]	0歳0ヶ月～7歳11ヶ月
		レーヴン色彩マトリックス[5]	45歳以上
		DAM グッドイナフ人物画知能検査[6]	3歳～10歳
		フロスティッグ視知覚発達検査[7]	4歳～7歳11ヶ月
		PVT-R 絵画語い発達検査[8]	3歳～12歳3ヶ月
		ことばのテストえほん[9]	幼児～小学校低学年
	複雑なもの	ウェクスラー式知能検査　　WPPSI[10]　　WISC-III[11]　　WAIS-III[12]	3歳10ヶ月～7歳1ヶ月　5歳～16歳11ヶ月　16歳～89歳
		田中・ビネー知能検査 V[13]	2歳～
		新版-K式発達検査[14]	0歳0ヶ月～13歳4ヶ月
		大脇式知的障害児用知能検査[15]	精神年齢1歳10ヶ月～6歳
		コース立方体組み合せテスト[16]	6歳～成人
		K-ABC 心理・教育アセスメントバッテリー[17]	2歳6ヶ月～12歳11ヶ月
その他の検査	簡単なもの	新版 S-M 社会生活能力検査[18]	乳幼児～中学生
	複雑なもの	ウェクスラー記憶検査（WMS-R）[19]	16歳～74歳
		ベントン視覚記銘検査[20]	8歳～成人
		三宅式記銘検査[21]（別名・脳研式記銘検査または東大脳研式記銘検査）	
	極めて複雑なもの	ITPA[22]	3歳～9歳11ヶ月
		失語症検査（SLTA[23]，WAB[24]）	小学校高学年～成人

＊：一般に適用年齢とされている範囲であり，範囲外の年齢での使用・採点法についてマニュアルに記載されているものや，論文等で標準値が報告されているものがある．たとえばレーヴン色彩マトリックスは小児にも適用可能である．

Reyの図形課題で測定する．言語性記憶はReyのAVLT（auditory verbal learning test）で評価する．そのほか，年長例に対してはWMS（ウェクスラーメモリーテスト）で評価することも可能である．

5）言語機能検査

SLTA（標準失語症検査）で，読み書き，聞き話すという能力をそれぞれ測ることができる．本検査は，知っている物の名前，単語を用いて言語能力を測定する．小学校4年生以降ならば成人と同じ値（満点）をとれる．また，ITPA言語学習能力診断検査では聴覚的言語能力を評価できるとともに，非言語的な視覚認知機能を測っている．語音聴力検査は，語音弁別機能を測ることができる．

6）その他

環境音認知検査では，電話のベル，柱時計の音，動物の鳴き声，風の音などを用いて非言語的聴覚認知機能を評価する．Raven CPM（RCPM，レーヴン色彩マトリックス）では非言語的視覚類推力を評価することができるが，WISC-IIIのFIQと相関があり（相関係数0.61，$p < 0.01$）であり，小児の簡便な知能検査としても適用できる．絵画語い発達検査（picture vocabulary test；PVT-R）は視覚刺激（絵）を見て指さしさせることで，聴覚的な理解力を評価するものである．また，抽象語理解力検査[25]は，45個の抽象的な単語を6枚の絵から選択させることによって軽度の意味理解障害を検出できる内容となっている．

文献

1) 加我牧子，他：読み書き障害を呈する学習障害児の視・聴覚P300．臨床脳波．2004; 46: 261-267
2) 遠城寺宗徳：遠城寺式分析的発達検査法．東京，慶應義塾大学出版会．2009
3) 津守　真，他：増補 乳幼児精神発達診断法 0才～3才まで．東京，大日本図書．1997
4) 津守　真，他：乳幼児精神発達診断法 3才～7才まで．東京，大日本図書．1965
5) 杉下守弘，他：日本版レーヴン色彩マトリックス検査．東京，日本文化科学社．1993
6) 小林重雄，他：グッドイナフ人物画知能検査．京都，三京房．1976
7) 飯鉢和子，他：日本版フロスティッグ視知覚発達検査．東京，日本文化科学社．1979
8) 上野一彦，他：PVT-R 絵画語い発達検査．東京，日本文化科学社．2008
9) 田口恒夫，他：ことばのテストえほん．東京，日本文化科学社．1987
10) 小田信夫，他：日本版WPPSI知能診断検査．東京，日本文化科学社．1973
11) 東　洋，他：日本版WISC-III知能検査法．東京，日本文化科学社．1998
12) 藤田和弘，他：日本版WAIS-III成人知能検査．東京，日本文化科学社．2006
13) 中村淳子，他：田中・ビネー知能検査V．東京，田研出版．2009
14) 生澤雅夫，他：新版K式発達検査．京都，京都国際社会福祉センター．2009
15) 大脇義一：大脇式知的障害児用知能検査器．京都，三京房．1968
16) 大脇義一：コース立方体組み合せテスト．京都，三京房．1996
17) 松原達哉，他：心理・教育アセスメントバッテリー K-ABC．東京，丸善．1993
18) 三木安正：新版S-M社会生活能力診断検査．東京，日本文化科学社．1980
19) 杉下守弘：日本版ウエクスラー記憶検査法（WMS-R）．東京，日本文化科学社．2001
20) 高橋剛夫：ベントン視覚記銘検査日本版．京都，三京房．1995
21) 大達清美，他：三宅式記銘検査．J Clin Rehabil．2009; 18: 541-545.
22) 上野一彦，他：ITPA言語学習能力診断検査．東京，日本文化科学社．1993
23) 日本高次脳機能障害学会：標準失語症検査SLTA．東京，新興医学出版社．2003
24) 杉下守弘：失語症検査WAB．東京，医学書院．2006
25) 春原則子，他：標準抽象語理解力検査．東京，インテルナ出版．2002

（稲垣真澄，小林朋佳）

I章　特異的読字障害

G　治療的介入
1. 大阪LDセンター方式

1　読字障害の検査評価

　読字障害への介入は検査評価と訓練が対になっている．個人の認知プロフィールを考慮して個別に訓練を組み立てる必要があり，最初に十分な検査評価をしておくことは重要である．読み書き能力の評価と読み書きの基礎となる認知能力の評価に関しては本書冒頭のA.診断手順やF.検査法（ツール）を参照されたい．当センターで使用しているものとしては，表1，表2の検査があげられる．

2　指導のポイント

a　学校での援助の要請

　教科書やプリントの文字，ノートのます目の大きさ，行間の広さを大きくすることや，宿題などの課題量の調節，連絡帳やノートの書き写しの援助など，通常学級でできることは事前に連絡をとって日常的に行われるように依頼する．本人が友人の目を気にする場合は，目立ちにくい部分から徐々に進める．

表1　読み書き能力の評価

1. 読み能力の評価
   （本書冒頭の診断手順などを参照，p.2）
2. 書字能力の評価
3. 小学生のための読み書きスクリーニング検査（以下，STRAW）[*1]
4. ひらがな単語聴写課題[*2]
   特殊音節を含む単語を聴取し，ひらがなで書き取る検査
5. 視写能力の評価
6. 近見・遠見数字視写検査[*3]
   手元と離れた場所にある数字の表を書き写す検査

表2　認知能力の評価

1. WISC-III，K-ABCなどの知能検査
2. 言語能力検査として，絵画語い検査（以下PVT-R）[*1]など
3. 音韻認識課題として，音削除課題，逆唱課題，音同定課題
4. rapid automatized naming test（以下RAN）
5. 形態認知課題
   ① Developmental Test of Visual Perception 2nd ed.（以下DTVP-2）[*2,3]：眼と手の協応，空間における位置，模写，図と地弁別，空間関係，視覚形態完成，視覚運動速度，形の恒常性 の8つの下位検査からなる視覚認知課題
   ② Reyの複雑図形検査[*4]：模写と再生（図1）
6. 眼球運動の評価として，Developmental Eyeball Movement test（以下DEM）[*5,6]：規則正しく縦に並んだ数字と，さまざまな間隔で横に並んだ数字を読む時間を比較して眼球運動の巧緻性を計測する

[*1]：宇野　彰，他：小学生の読み書きスクリーニング検査－発達性読み書き障害（発達性dyslexia）検出のために－．東京，インテルナ出版．2006
[*2]：村井敏宏，他：「ひらがな単語聴写課題」を用いた特殊音節書字の習得過程の研究．日本LD学会第18回大会発表論文集．2009; 266
[*3]：奥村智人，他：近見・遠見数字視写検査の有効性と再現性－視写に困難を示す児童のスクリーニング検査作成－．LD研究．2007; 16: 323-331

[*1]：上野一彦，他：PVT-R絵画語い発達検査．東京，日本文化科学社．2008
[*2]：Hammill DD, et al.: Developmental test of visual perception (2nd ed.). Austin, TX: Pro-Ed. 1999.
[*3]：三浦朋子，他：DTVP-2の日本における定型発達児の学年推移．日本LD学会第18回大会発表論文集．2009: 253
[*4]：萱村俊哉，他：Rey-Osterrieth複雑図形における構成方略の評価とその意義．神経心理学．1997; 13: 190-198
[*5]：Tassinari JT, et al.: Developmental eye movement test: reliability and symptomatology. Optometry. 2005; 76: 387-399
[*6]：三浦朋子，他：Developmental Eye Movement Testの定型発達児の学年別推移．日本LD学会第17回大会発表論文集．2008; 322-323

図1　Rey 図形

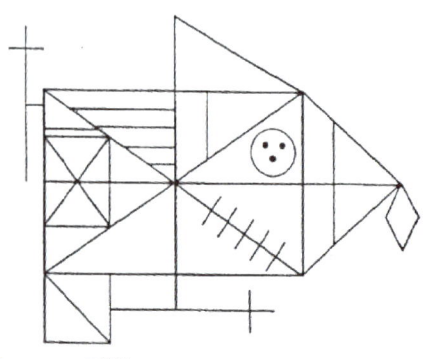

b　本人のモチベーションの状態を考慮する

読み，書きに拒否的になっていることが多く，すでに不登校に陥っている場合もある．学ぶ姿勢を取り戻すまで時間や工夫が必要なことがある．クイズやカルタなど遊びの要素を取り入れたり，同じ困難さをもつ子どもとグループ学習で一緒に勉強したり，学習環境を考慮することが手助けとなる場合がある．

c　本人の注意集中力を考慮する

読字障害の子どもは注意集中力に問題がある場合が多い．学習中に注意が散漫にならないような配慮や，課題の長さや変化に工夫が必要である．間違いに気づき，知識にフィードバックすること，学習手順や計画遂行にも1つずつ手助けが必要で，ていねいに確認することで学習効率が改善する．

d　読み書きの学習のための支え

椅子の高さや座面の工夫，滑りにくい机上マット，書面の傾斜，鉛筆保持のための補助具などを利用して，読み書き以外の努力が必要ないように配慮する．必要に応じて姿勢，協調運動，眼球運動の訓練を組み合わせる．

e　困難部分への配慮

読み，文の内容把握，書字など，訓練課題ができない場合には，同じ内容の繰り返し練習は行わない．読んで聞かせる，ヒントを出す，先に内容について教えてから読むなど，困難度を下げて課題を行うようにする．

f　認知プロフィールを参考に方略をたてる

読字障害に比較的共通してみられる認知障害にも，障害程度の個人差がある．苦手な認知領域を訓練して改善をはかるのか，別の認知を用いる経路を練習するかは個別に判断する．言語発達や視空間認知の状況も考慮に入れる．特に言語発達は，言葉の意味や語彙数，文章の読解力に影響するので，十分把握しておく必要がある．

g　かな文字の読字

特殊音節も含め，かな文字の読みの自動化は低学年で済ませておくことが望ましい．絵と文字を対応させて言葉の一部として覚える，文字カードを組み合わせて言葉を作るなどの方法が用いられる．モーラ認識が不十分な場合は，色カードや積み木を言葉の音と対応させる練習をする．将来それほど困難が目立つ領域ではないので，ある程度流暢さが確保されればよい．

h　単語，文節をまとまって読む練習

かな文字読みの自動化の後，あるいは平行して，単語や文節をまとまりとして意識する練習をする．低学年の教科書を除けば日本語では基本的に分かち書きをしないので，文章の中でつながっている文字群を一瞥して判断できると流暢な読みにつながる．語彙が豊富なほうが有利なので，発話可能な語彙を増やす．徐々に，助詞や漢字の送りがなの知識，意味と読みを知っている漢字や熟語の数を増やしていく．

i　文の内容把握

何について書いてあるのか意識しながら読む練習をする．先に内容に関する知識をつけてから読んでもよい．

j　かな文字の書字

形の習得が難しい場合は，点線で書いた文字をなぞるだけでなく，見本の文字や，描線の指示に工夫が必要である．粘土で文字を作るなど視覚のみに頼らず触覚や他の感覚を利用する練習もできる．

拗音の習得には音韻要素の認識が必要となる．「きゃ」，「きゅ」，「きょ」のように行ごとに練習するより，あ段であることを意識しながら「きゃ」，「しゃ」，「ちゃ」…のように段ごとに覚えるほうが効果的である．

k　漢字の書字

視覚認知が低下している場合，文字形態が把握しにくい．文字のパーツごとに提示して習得するようにする．聴覚記憶がよい場合には，形を言葉で表現して覚える方法[1]もよく使われる．

1 家庭，学校へのフィードバック

毎日の家庭学習や学校の特別支援に反映させるために，その時点で取り組んでいる練習内容とその意味について，保護者を通じて学校担任や特別支援教育コーディネーターに伝える．

③ 指導の実際

人数は個別か数名のグループ学習形式をとる．基本的に個別のプログラムであり，注意が散漫にならないような配慮をするために，多人数のクラス形式は不向きである．

表3の指導のポイントを熟知し，子どもの対応に手馴れたスタッフが担当するのが望ましい．認知プロフィールに則して訓練プログラムを構成するので，担当者が認知検査データの臨床的意味の理解ができることは重要である．教師，臨床心理士などの専門職がふさわしい．大阪LDセンターでは言語聴覚士，作業療法士，オプトメトリスト（米国資格，視覚認知の訓練担当）が，それぞれの領域を受けもつことにしている．

実際の指導例として，3ケース（症例A，B，C）を示すので参考にされたい．

④ 読み書き障害児の治療介入の最終目標

ひらがなの読みは重症例を除いて獲得されていく高学年には問題を感じない程度に読めるようになることが多い．カタカナの読み習得度はひらが

表3 指導のポイント

1. 学校での援助の要請
2. 本人のモチベーションの状態を考慮する
3. 本人の注意集中力を考慮する
4. 読み書きの学習のための支え
5. 困難部分への配慮
6. 認知プロフィールを参考に方略をたてる
7. かな文字の読字
8. 単語，文節をまとまって読む練習
9. 文の内容把握
10. かな文字の書字
11. 漢字の書字
12. 家庭，学校へのフィードバック

なほど高くないが，使用頻度が少ないため実際の困り具合は比較的小さい．ただし，ひらがな，カタカナとも特殊音節の書字には問題が残ることが多い．漢字の読み書きの到達は個人差が大きい．本人の言語能力や知的好奇心にも大きく左右されるようである．

学年配当の漢字を習得することを目標とするのではなく，成人後の社会適応を到達目標に切り替えることを，本人，保護者，学校が受け入れる必要がある．一般に小学校中学年くらいの力がつけば，社会生活上大きな困難はないといわれる．

学校では漢字の学習は書き取りに重点が置かれるが，意味理解と読みの練習に時間を振り分けたほうがよい．書字はワープロを使うことで代用できるので，ワープロの練習が必要である．ローマ字入力が苦手な場合は，はじめからかな文字入力を覚える．母語の学習障害と同列に論ずることはできないが，音韻と文字配列の関係がより難しい英語の習得は困難が予想される．

症例A 〈読字への介入〉小学1年生，男児

● 主　訴：ひらがなが読めない
● 病　歴：小学1年生1学期にひらがなを読むことが困難なことに担任が気づき，1年生2学期に紹介された．
● 検査評価（6歳8ヶ月）：WISC-III では VIQ 105，PIQ 109，FIQ 107 と正常であった．PVT-R は7歳2ヶ月レベルと良好であった．2学期後半の検査時期には，ひらがな1文字ずつの読みの正答率はほぼ年齢相応のレベルに達していたが，ひらがな単音連続読み検査の時間は95秒であり，読み速度が明らかに低下していた．また，読み様式の異常もあり単語，文章とも逐次読みであった．
● 指導の経過：
① ひらがな特殊音節の読み練習と単語や文節のまとまり読み練習
　■ 特殊音節の読み
　・単語の長音部分に印をつけて読む練習など
　■ まとまり読み
　・文節ごとに「／」が入っているなぞなぞの問題を読み，答える練習

②まとまり読み練習と漢字の読み練習
■まとまり読み
・文字列の中で名詞を見つけて○で囲む練習
・自分で文章に「／」を入れて読む練習
■漢字の読み
・熟語を提示し，その意味を伝えたうえで読み方を考える練習
③文章の読み練習と漢字の読み練習
■文章の読み
・文章の中に「／」を入れないで，言葉のまとまりを意識しながら読む練習
■漢字の読み
・②で用いた熟語に含まれる漢字を使った他の熟語の読み方を考える練習や漢字の意味から熟語の意味を考える練習
④文章の読み練習とカタカナ言葉の確認，漢字の読み練習
■文章の読み
・3〜4文からなるクイズに答える練習
・ひらがなで書かれた文章を提示し，カタカナ言葉と漢字で書ける言葉を見つける練習
■漢字の読み
・熟語の読みと意味の確認
・文章中の漢字を，前後関係から意味を推測して読む練習

【A児の指導ポイント】

1. 最初に特殊音節の練習を行い，基本的な文字—音韻関係を習得した．
2. 語彙の豊富さや言葉の意味理解が良好な認知特徴に注目し，まとまり読みや，言葉の意味を意識する読み方を重視した．
3. 文章の読み練習では，常に文の内容把握を意識して練習した．
4. なぞなぞ，クイズの問題文を利用し，ヒントを与えて，本人のモチベーションを保つ配慮をした．

症例B〈カタカナ，漢字書字への介入〉小学3年生，男児

●主　訴：カタカナ，漢字が覚えられない
●病　歴：小学1年生の3学期に小児科から紹介を受けた．WISC-IIIのVIQ 115，PIQ 73，FIQ 93と正常であった．読字検査では異常なく，カタカナ，漢字の検査では書字を拒否した．書字表出障害と考え，特別支援学級が書字に関する対応を主に受けもつことになった．在籍する原学級と連携し，ノートのます目の拡大，書字量の軽減などの配慮を行ったが，書字に対する拒否感が強く，書字能力の改善が認められなかったため，3年生からLDセンターに通い訓練を受けることとなった．
●検査評価（8歳5ヶ月）：PVT-Rは11歳11ヶ月レベルであり，語彙の獲得は正常であった．読字検査で異常はみられず，STRAWの漢字読み検査では6年生用まで通過した．音韻認識課題では速度，誤数とも問題なく，RANの異常もなかった．STRAWの書字検査にて，ひらがな書き取りは異常なし(19/20)，カタカナは検査途中で拒否にて中止(2/10)，漢字は−2SD以下(10/20)であった．カタカナは視写が可能，漢字は視写でも不正確な文字が多い．2年生配当の漢字書き取りでは，6画以下の画数の少ない漢字では60％台の正答率を示したが，10画以上の画数の多い漢字はほとんど形態を想起できず，10％台の正答率であった．Reyの複雑図形模写検査は著しい低下(1/36)がみられた．

以上より，1年生時の知能検査結果とあわせて，読字能力と聴覚言語系認知に異常はないものの，形態認知の問題のため書字の障害をきたしたと判断した．

●指導の経過：グループ指導から開始した．練習方法を説明し，単純な繰り返し学習でないことを納得させた．

①カタカナの練習
・文字を形態で捉えるのではなく，形を言葉で表現して覚える練習
「テ」→「二ノ」，「チ」→「ノナ」
・わからない時には50音表を見て，視写してよいことにした

その後，拒否感が減弱したので，個別指導に移行した．

②漢字の練習
- 画数の多い漢字は1文字全体を提示せず，構成要素に分解して1つずつ提示
- 画数が少ない漢字は，1画ずつ色を変えた見本の文字を提示
- 形を言葉で表現（言語化）して覚える練習
- 紙の上下左右四隅に書いてある記号に向かって描線を引くように指示

「左下の赤丸に向かって引くんだよ」

訓練が進むうちに，「後」のような画数の多い漢字でも，自分で「ぎょうにんべん」に「く」，「ム」，「ノ」，「又（また）」と，本人独自の言語化ができるようになり，習得効率が改善した．

【B児の指導ポイント】

1. 書字に対する拒否感が強いため，当初は他児の練習も見えるグループ指導から導入，モチベーションの回復を待った．
2. 形態認知の低下と正常な言語能力を考慮して，視覚提示の簡素化，明確化と言語記憶による文字習得に重点を置いた．

症例C 〈眼球運動，手指の巧緻性を対象とした介入〉小学2年生，男児

● 主 訴：音読する時に読み飛ばし，勝手読みが多い．
● 病 歴：描画が苦手で，書字の形が整わない．黒板の字を写すのが苦手である．眼科では視力の問題は指摘されていない．
● 検査評価：WISC-Ⅲは VIQ 106, PIQ 82, FIQ 96 と正常であった．読字検査はひらがな単音連続読み検査の速度と単語速読検査（無意味語）の速度，誤数が −1.5SD 以下であり，やや不良であった．音韻認識課題は正常範囲であった．RAN（数字）は −2SD 以下と悪かった．STRAWの漢字書字検査が −1.2SD と軽度低下していた．DEMで眼球運動の巧緻性の著しい低下と読み誤りの増加を認めた．DTVP-2 では「目と手の協応」「空間における位置」「空間関係」の成績が −2SD 以下であった．近見・遠見数字視写検査でも成績低下が指摘された．

眼球運動，手の巧緻性，視覚認知の著しい成績低下，訴えの内容から，眼球運動，手の巧緻性，視覚認知の訓練を開始した．

● 訓練の経過：
①眼球運動
- 見比べプリント（左右，上下を見比べて異なる所を答えるクイズ）
- 市販のPC訓練ソフトを家庭で使用[2]

②視覚認知
- ジオボード（プラスチック板の突起に輪ゴムで図形を作成するゲーム）
- 点つなぎプリント，影絵パズル

③手の巧緻性
- ペグボード（穴のあいた板にペグを差し込む練習）
- 迷路プリント

検査データの改善とともに，行とばし，勝手読みが減少，字の形態が整ってきた．視写速度も速くなった．

【C児の指導ポイント】

1. 読字，書字の検査も平均以下の成績であるが，読み書きに関する訴えの内容が眼球運動や視覚認知，手の巧緻性の問題に関連するもので，検査データもそれを裏付けた．
2. 読み書きに対する直接介入とは異なった訓練内容にしたところ，訴えが消失した．

* * *

文献

1) 春原則子，他：発達性読み書き障害児における実験的漢字書字訓練−認知機能特性に基づいた訓練方法の効果．音声言語医学．2005; 46: 10-15
2) 奥村智人，他：Reading disorder 児における衝動性眼球運動の検討．脳と発達．2006; 38: 347-352

（若宮英司）

I章 特異的読字障害

G 治療的介入
2. 鳥取大学方式

　鳥取大学において実践している発達性読み書き障害あるいは発達性ディスレクシアという診断のある小児（以下ディスレクシア児とする）向けの音読指導法を記す．鳥取大学方式の特長は，ディスレクシア児の発見をRTI（response to intervention, 他には response to instruction 等で表現されるが内容的にはほぼ同義）モデルの導入にて行っていること，音読の指導を2段階方式で行っていることの2点である[1,2]．

1 RTIモデルによるディスレクシアの発見

　現時点でディスレクシアの診断は，知的能力と獲得した能力の乖離でもって診断するという乖離モデルが用いられている．その診断の骨子は以下の3点である．
①正常な知的能力
②知的能力から期待されるよりも，読み書き能力が明らかに劣っているという乖離がある
③読み書き能力の低さによる学業不振あるいは日常生活に支障がある

　この乖離モデルは，ディスレクシアの特徴をよく表現していて，大変わかりやすいという利点がある反面，学業不振を確認することが診断の条件となっているので，治療教育を開始するタイミングが遅れがちになるというリスクもある．いったん学業不振が生じると学習意欲が減退することが多いし，学習以外の活動に対する意欲や自信もなくなり，心身症や集団行動上の問題の出現，さらには学校不適応とよばれる状態に陥ることも懸念される[3,4]．

　こうした二次的な不適応を起こさせないために，筆者らはRTIモデルという新しい介入法を導入している．これは診断を先に行うのではなく，とりあえず困難に対して対策を講じていき，その効果をみながら必要に応じて診断も行うというものである[2,5]．具体的には通常の学級での学習で，読み書きなどに困難がある学童に対して，より配慮した学習指導を行い，それでもなお困難が続いている子どもには補完的な学習指導を行い，それでも改善が得られにくい場合にはディスレクシアの診断をして，個別的な指導を行うという3段階で行われる．

　筆者らは，このRTIモデルによるディスレクシア児を就学後早期に見出すためのシステムを提案している（図1）．新1年生の1学期の間に2回の音読検査を実施し，その結果によりディスレクシア疑い児を絞り込んでいくというものである．診

RTIモデルの導入

4/5月　　　音読が苦手な子
　　　　　　　↓　　　　↓
7月　　通常の学習で　　通常の学習で
　　　音読が苦手な子　　字が読める
　　　　↓　　　↓
　　ディスレクシア　　知的障害，
　　　　　　　　　　　環境性など

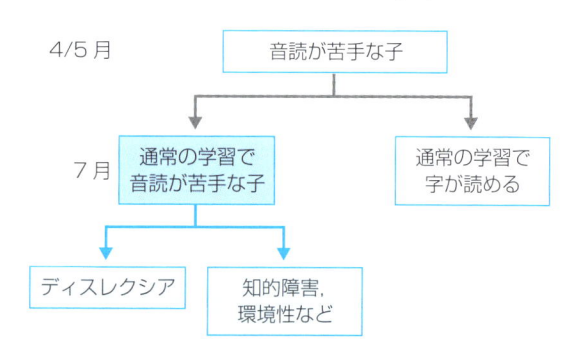

図1　RTIモデルを導入した「音読が苦手な子」への介入とディスレクシア児発見のシステム

断が確定してから対処するのではなく，読字に困難があると疑われる子どもについては，適切な指導を疑いの段階から導入しつつ確定診断へとつなげるという発想である．筆者らはRTIモデルによって，これまでに70〜80名に1名の割合でディスレクシア児を見つけることができている．また，少数例での実践の段階ではあるものの，小学校の早い段階から音読指導をはじめることによって音読能力が改善することを確認している．次節にはそうした症例をもとに実践している具体的な指導法を記す．

2 二段階方式による音読指導

a 指導の理論的根拠

ディスレクシアの基底病態には音韻処理の困難さが想定されている．音読が困難であることの背景には，文字を対応する読み方に解読すること（decoding，デコーディング）の困難さと単語や語句をひとまとまりとして認識すること（chunking）の困難さがある．前者は左頭頂側頭部，後者は両側の紡錘状回が責任領域とされている[6〜8]．また，左下前頭回は発語，文法処理，音韻処理にかかわっているとされ，decodingの補充的な役割をもっている（図2）．

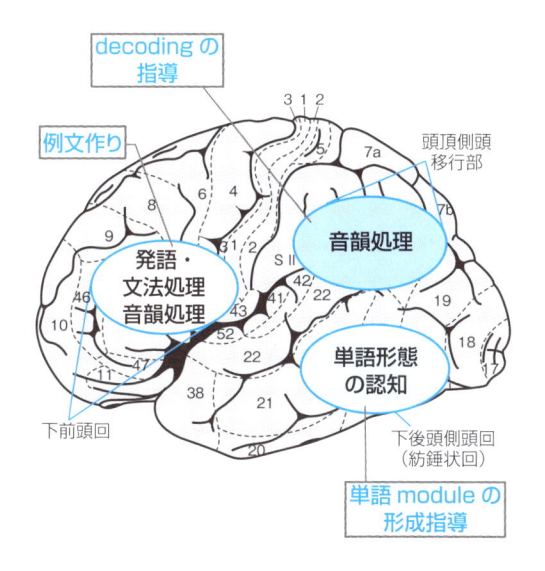

図2 音読のための3つの神経基盤と機能促進を想定した指導法との対応

文字の読みはじめは主に左頭頂側頭部を使って解読しながら読むので，拾い読みになる．慣れてくると両側の紡錘状回が働いて，単語や語句をひとまとまりとして認識することができるようになるので，正確に速く読めるようになる．こうした音読の段階的な発達を指導法に適合させたのが2段階方式で，まずはdecodingの指導を行い，次にchunkingの指導を行うというものである．後で記す例文作りは左下前頭回の働きを促すことを想定している．

chunkingを促進させるためには文節の区切りを指導する方法と語彙を豊富にして単語形体（module）の認識力を高める方法が考えられる．筆者らは，音読の技術を改善するだけでなく，ディスレクシア児によくみられる語彙の貧困さにも対処するとともに，将来的な読解力を高めることを目指して，単語moduleの形成を促進させる方法がより適切であると判断した．

b decodingの指導

子どもの音読指導でまず優先すべきは，decodingがスムーズにできることである．decodingの指導は以下の表1の手順で行う．

このようなひらがな文字のdecodingがスムーズに，しかも楽にできることがポイントで，やっと読めるという程度では，間違った読み方をしやすいし，文章の音読になると疲れてしまう．この易疲労性のために読むことが苦痛になり，その結果として，本を読む意欲を喪失する．また，意外と気づかれない点が誤学習である．誤学習は修正することが大切である．放置しておくと音読のたびに違っているという指摘を受けるので，やはり本を読む意欲を喪失するという結果になりやすい．

decodingの指導は，音読の際の誤読を減少させる効果が期待できる．音読時間はあまり短縮しないので，速く音読させることを目指してdecoding指導をひたすら繰り返すことは意味がない．およその文字カードがよどむことなく読めるようになれば次の段階へ進むようにする．

c 単語module形成の指導

decodingに習熟した後は，ひとまとまりとして単語や語句を音読する学習が必要になる．そのために，意味理解とともに知識として定着した語彙の

表 1　デコーディングの指導

1. 清音 46 文字をひとつひとつのカードにし，スムーズに読めるように音読を繰り返す．具体的には，よどみなく音読できたものを A，音読できたが思い出すのに努力性であったり，一度言い間違えたりしたものを B，読めなかったものを C として分類し，B と C の音読練習をする．その日の学習の終わりに，B と C に属する文字がどれだけ減ったかを子どもに返して，動機づけの強化をはかる．
2. 濁音，半濁音の文字カードのひとつひとつがスムーズに読めるように音読を繰り返す．実施の仕方は 1. と同じである．音読の定着が思わしくない場合は，キーワード法といって親密度の高い単語で学習するようにするとよい．
3. 促音，撥音は単独では音読できないので，親密度の高い単語を使って音読の練習を行う．
4. 拗音，拗長音の文字カードのひとつひとつがスムーズに読めるように音読を繰り返す．拗音，拗長音は単独で音読できるが，やはり親密度の高い単語をキーワードとして学習するとよい．

表 2　単語形体（module）形成の指導

1. 対象児の年齢や発達段階に応じた単語や語句を選び，指導者の範読に続いて音読をさせる．単語や語句は，対象児の学年の教科書や年齢に適した書籍の中から選ぶとよい．
2. その単語や語句の意味を教える．子どもによってはその単語や語句をイメージさせる絵を描かせたり，自分で辞書を引かせることも定着の促進に役立つ．
3. その単語や語句を使った例文を作成させる．学習した単語や語句が使えるというレベルにまで引き上げるための重要な指導である．例文が作成できれば，読解力向上にもつながる．子どもが例文が思いつかないときは，指導者が作成して示し，作り方を教示するとよい．
4. 作成した例文の音読を行う．

数を増やす学習を行うとよい．表2に手順を示す．

　chunking する力を向上させるための単語 module の形成指導ではあるが，意味がわかるようになるので，子どもがことばを好きになるという利点も大きい．学習意欲を失いかけていた子どもが，ことばが好きになり学校から本を借りて帰るようになったりする．

　上述した指導法は，医療機関の言語療法をはじめ通級指導教室や特別支援学級における個別指導体制の中で実施することを想定している．家庭でも家庭教師や保護者による指導も可能であろう．また decoding がある程度スムーズにできるようになった子どもであれば，単語 module の形成指導を普通学級の国語教育の中で実施することも十分に可能であろうと思われる．

d　本の読み聞かせの推奨

　最後に指導者や保護者が本の読み聞かせを続けることの重要性を強調しておきたい．ディスレクシア児は音読の苦手さがあるが，物語を聞くことは好きな子が多い．自分で音読しなさいといわれるので二次的に本が嫌いになっていく．したがって指導者や保護者に物語や詩，短歌など読み聞かせてもらって，ことばの語感や余韻を楽しんだり，作品そのものの豊かさに触れさせたりする，ことばが好きな子，本が好きな子に育てることも重要な指導である．

　言葉は単独では存在しない．意味のネットワークをもって意識下でつながりをもちながら存在している．あることばを聴くと関連のあることばが心像として近づき，次の出番を待っている．物語の読み聞かせが，こうした関連する言葉のネットワークを豊かに張り巡らせるのに役立つし，流暢な音読にとって重要な意味をもつ．

　筆者らはディスレクシアの概論と音読の指導法を習得するための e-learning サイト（http://dyslexia-koeda.jp/）を立ち上げているので，ご活用いただきたい．

症例A 〈RTIモデルによってディスレクシアと診断され，1年間の音読指導を受け改善〉 小学1年生，男児

通常学級に在籍する小学1年生70名（男/女=33/37名）を対象として，文章音読課題による音読検査[9]を実施した．5月と7月の2回にわたり音読検査を実施した．音読時間と誤読数の2つの指標が平均の2SD以上であるという基準を設定し，2回の検査結果がともに該当するものをディスレクシア疑い児としたところ1名が検出された．出現頻度は全体の1.4%であった．

●主　訴：1年生の学年末の時点で，文字を読むことが苦手．

●所　見：①会話は流暢で，質問に対する応答も良好である，②ひらがな清音46文字のうち正確に読めない文字がある，③本の音読では，逐次読みであり，指で押さえながら読むと音読速度が改善する，④ひらがな清音46文字のうち正確に書けない文字がある，という特徴があった．

身体所見には異常なく，行動も多動や集中不良なく，対人関係も良好であった．

●検査評価：WISC-IIIにてFIQ 99，VIQ 85，PIQ114と明らかな遅れはなかった．

以上より本児をディスレクシアと診断した．

●指導と経過：音読指導は前述の二段階方式に沿って2年生の4～9月まではdecodingの指導を，10～12月までは単語moduleの形成指導を実施

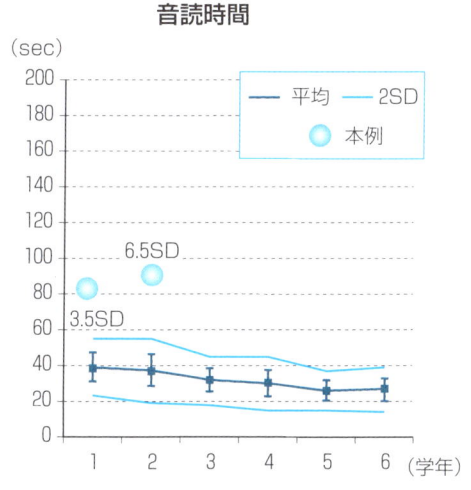

図3　decoding指導による誤読数の減少効果

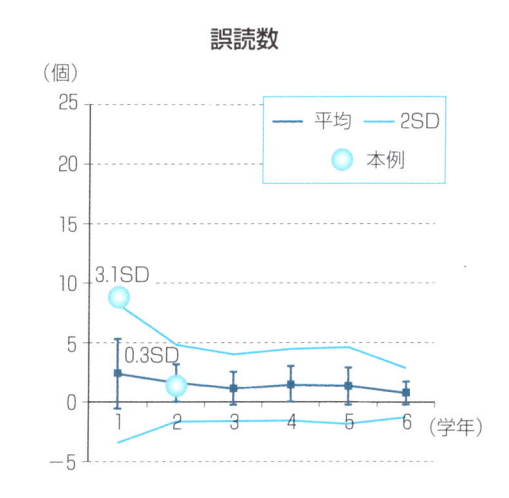

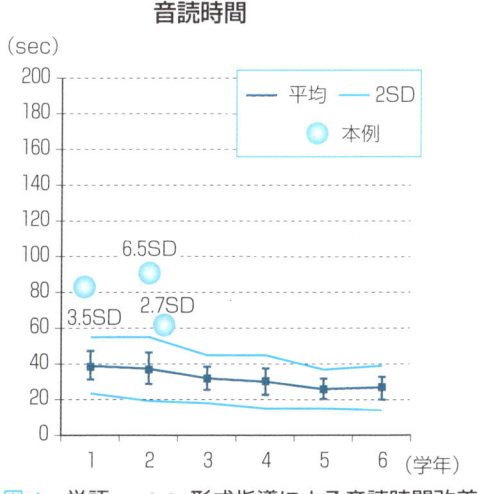

図4　単語module形成指導による音読時間改善効果

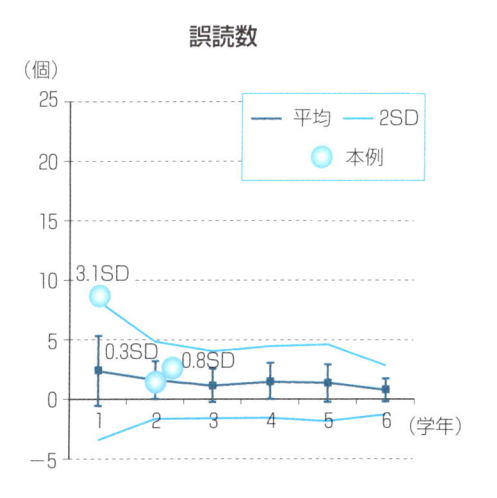

した．指導の頻度は週1回，1時間とした．

decoding指導を開始して3ヶ月後には，読めない単音はなくなったが，拗音や拗長音は浮動的な誤りが認められていた．10月に単音連続読み課題を実施したところ，音読時間は改善していないが，誤読数が減少し正常範囲以内に収まるようになった（図3）．

2年生の10月より単語moduleの形成指導に重点を置いて指導を行った．図4に示すように単音連続読み課題の音読時間の改善が認められた．誤読数も正常範囲内に収まったままであった．

●学習の様子：2年生の担任教師からの聞き取りにより，学期のはじめには授業でも音読に時間がかかっていたこと，文字を読むのに時間がかかるため試験も時間内には終われず，延長を認めるという配慮の下で実施していたこと，学年末になると音読がスムーズになり，試験時間の延長をしなくてすむことが増え，学習全体に対する意欲も高まっていることが確認された．

●まとめ：症例における確認ができた段階ではあるが，音読検査によって1年生の段階でディスレクシアを検出することができたこと，2段階方式の指導でdecoding指導は誤読を減らし，単語moduleの形成指導は音読時間を改善するという効果が期待できることが示唆された．

* * *

文献

1) 小枝達也：発達性読字障害（Developmental dyslexia）の病態と治療的介入法について．小児神経学の進歩．2008; 37: 155-164
2) 小枝達也，他：疾患としての読み書き障害．就学早期からの治療的介入の試み．教育と医学．2008; 663: 74-83
3) Shiota M, et al.: Cognitive and neurophysiological evaluation of Japanese dyslexia. Brain Dev. 2000; 22: 421-426
4) 小枝達也：発達面から見た心身症および学校不適応の病態．日児誌．2001; 105: 1332-1335
5) 海津亜希子：米国でのLD判定に見られる大きな変化 － RTIモデルへの期待と課題 －．LD研究．2005; 14: 348-357
6) Seki A, et al.: A functional magnetic resonance imaging study during sentence reading in Japanese dyslexic children. Brain Dev. 2001; 23: 312-316
7) サリー・シャイウィッツ著，藤田あきよ訳，加藤醇子医学監修．読み書き障害（ディスレクシア）のすべて．東京，PHP研究所，2006
8) 関あゆみ：大脳皮質機能から見た学習障害．大野耕策監修，齊藤義朗 編．脳機能と症候からみる小児神経学．東京，診断と治療社，2007: 16-31
9) 葛西和美，他：日本語ディスレクシア児の基本的読字障害特性に関する研究．小児の精神と神経．2006; 46: 39-44

（小枝達也，関あゆみ，内山仁志）

I章　特異的読字障害

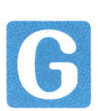

G　治療的介入
3. 東京学芸大学方式

ひらがな文の読み障害を示す LD 児では，漢字の読み困難を伴う傾向が高い[1]．そして漢字の読みが困難の場合には，書字困難を伴うので，指導のうえで配慮が特に必要となる．また漢字の読みが困難である事例は，視覚認知が良好でないと同時に，聴覚記憶が不良という傾向が認められる．聴覚記憶が良好でないケースでは，漢字の形に関する言語的手がかりを利用することが難しく，指導に工夫が必要となる．本項では，東京学芸大学において実践している指導のうち，聴覚記憶に困難を示す事例へのアプローチを中心に述べて，漢字の読字と書字の指導の実際を紹介する．

1　漢字の読字支援

単語の意味を理解して，会話で言葉を使用できても，漢字単語を読むことが困難な場合には，日常生活での支障がとても大きいと予想される．漢字の読み困難が強く，年齢が高い場合には，生活の中で使用する有用な漢字単語について，読みの習得を図ることが大切である．

a　指導のポイント

生活に関連した漢字単語は，社会科の教科書の中に比較的多くみられる．そこで筆者らは，小学校 3 年〜 6 年までの社会科教科書の単語（1,150 個）について，読み指導教材を開発し，ウェブ上で利用できるようにしている．詳細は，http://www.e-kokoro.ne.jp/ss/r/ を参照されたい．

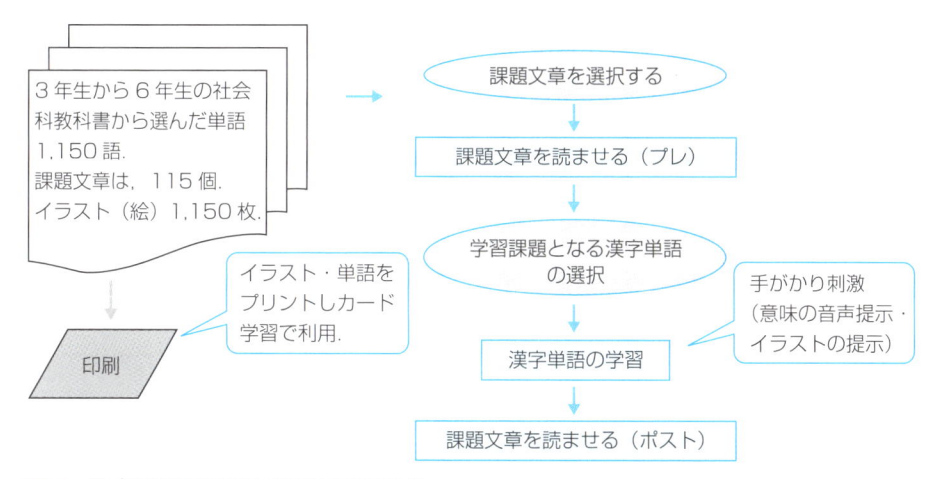

図 1　社会科単語の読み学習支援の構成

漢字単語は，3 年生から 6 年生の社会科教科書から 1,150 語選んだ．課題文章は，115 個作成され，各文章 1 個に，漢字単語 10 個が設定された．

本教材は，ウェブ上で公開されており，利用できる（http://www.e-kokoro.ne.jp/ss/r/）．平成 20 年度子どもゆめ基金（独立行政法人国立青少年教育振興機構）の助成を受けて開発された．

読みの学習では，文脈における意味の提示が，効果的な支援となる．上述の社会科教科書中の生活に関連した内容について，課題文章を115個作成し，課題文章1つについて，漢字単語10個を配置した．図1は，指導の流れを示したものである．はじめに，課題文章を選択し，子どもに読むよう指示する．文章中で読むことができなかった漢字単語を，指導を行う学習単語とする．次いで，漢字単語の意味理解を確認する．コンピュータから漢字単語の意味が音声で提示され，子どもは，それに対応する漢字単語をクリックして選択する．正答の場合には子どもに音での強化が与えられる．

学習の際のプロンプト（読み反応を喚起する手がかり刺激）は以下である．

①単語の意味を表す説明文の音声提示
②単語の意味に関するイラスト（絵）の提示
③読みの手がかりとして，はじめの文字を提示

学習では，3種の刺激条件を選択して利用できるようにした

読みが喚起された後に，プロンプトを外すことで，指導を進めることとした．

漢字単語の読みが形成された後に，再度，課題文章を読ませることで，読みの形成を確認する．

上述のウェブサイトでは，紙カード印刷が可能であり，イラスト，意味，漢字単語を教材として利用できる．

症例A　〈読字支援において，単語の視覚的イメージの媒介が効果的であった例〉中学1年生，男子（通常学級に在籍）

●主　訴：読みの困難
●病　歴：小学2年生時に，かな文字を1字1字ひろって読む様子（逐次読み）や，拗音や促音の特殊音節を含む単語の読みに困難があることに気づかれた．小児神経科医によってLDと診断された．小学3年生より指導を開始した．中学1年生になり，それ以前と比較するとかな文字の読みに改善が認められたが，文中の漢字を読むことができなかった．小学5年生の教科書の音読において，「機械」を「ひこうき」，「観光」を「りょこう」と読むといった意味的錯読がみられ，読みつまることが多かった．
●検査評価：読み能力の検査としてトークンテストの3つの指示文[2]を用いて読みレベルを確認した．本検査では，パソコンの画面上に提示された文を音読するよう教示した．子どもの音声はデジタルオーディオレコーダーによって記録し，読みに要した総時間を測定した．小学6年生時点で，読みに要した総時間は，健常児の平均+2SDよりも長かった．また，本児の読みのエラーとしては，読みつまりが多かった．WISC-III 検査では，言語性IQ90，動作性IQ94，総IQ91であった．群指数は，言語理解102，知覚統合92，注意記憶68，処理速度86であり，注意記憶が低かった．行動面では不注意や注意維持に問題がなかったことから，数唱に代表される聴覚記憶の不全が指摘できた．
●指導の経過：学習課題は，常用漢字より選び，視覚的イメージのしにくい2字の漢字単語とした．視覚的イメージの程度に関しては，音声提示した単語について，「0．知らない」「1．イメージしにくい」「2．どちらでもない」「3．イメージしやすい」の4段階で評価させた．イメージしやすい単語の例として，「りんご」，イメージのしにくい単語の例として「経済」をあげて説明した．学習課題として，「1．イメージしにくい」と判断された漢字単語10個からなるリストを2種（リストA・B）作成した．

指導に先立ち，単語の意味理解について確認を行った．学習する単語について，意味的に適切である1文と，用法的・意味的に不適切である2文の計3文を提示し，指導者が読みあげたうえで，漢字単語の使い方や意味が適切だと思う文を選択させた．本児が，学習する単語については，意味を理解していることを確認した．

学習は，漢字単語と読みの対連合学習により行った．対連合学習は，学習期とテスト期より構成した．それぞれを1試行として，1回の指導につき5試行提示した．学習期では，パソコン画面上に刺激語（漢字単語）と反応語（漢字の読み）のペア刺激をランダムな順序で提示した．テスト期では，刺激語（漢字）をランダム順に提示し，口頭で反応語（漢字の読み）を答えるよう求めた．テスト課題

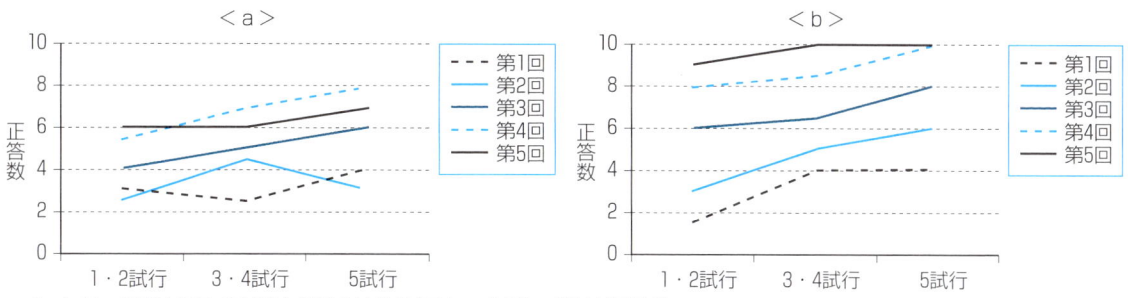

<a>は，単語と読みの対連合学習の結果（リストA使用）．縦軸は正答数．
<b>は，第3，4，5回の指導で，対連合学習の前に，読みとイラストの対連合を先行呈示した条件における正答数の結果（リストB使用）．

図2 漢字単語の読み指導例の結果（A児）

における刺激語の提示時間は，5秒とし，提示間隔は1秒とした．指導は，2週間おきに，計5回実施した．リストAとBについて対連合学習を行ったが，リストBについては，第3回〜第5回の学習では，対連合学習に先立って，単語の読みとイラスト／写真を対連合提示した．

●指導の経過：本児の漢字単語読みの学習効果を，第1回〜第5回の指導について示した（図2）．学習曲線は，第1・2試行の平均正答数，第3・4試行の平均正答数，第5試行の正答数を示した．図2<a>は，第1回〜第5回にかけて，リストAについて単語と読みの対連合学習を行った結果である．図2<b>は，リストBの対連合学習の結果を示しており，第3，4，5回の指導で，対連合学習の前に，読みとイラストのペアを先行提示した．

リストAでは，第1回〜第5回の指導で，正答数は8以下であったが，右段のリストBについては，第4回以降の指導で，正答数は8以上を示した．これより，単語と読みの対連合学習に先立って，「読みとイラストのペア」を提示した条件は，単語の読みの習得に効果的であったと考えられた．

漢字と読みの対連合学習に先立って，読みと写真やイラストとの対連合提示を受ける条件は，読み学習のうえで効果的であることは，魚偏の漢字についてすでに報告[3]されており，漢字単語についても同様であることが今回示された．

【A児の指導ポイント】

聴覚記憶の不全を示すLD児では，読み学習に先行して，漢字単語の視覚的イメージを高めることで，読み学習の成績が改善するとされている[3]．本児の指導において，低い心像性の漢字単語に関して，視覚的イメージ（心像性）を高める支援を行うことで，読み修得が改善した．

* * *

2 漢字の書字支援

視覚認知の不全を示し，漢字の書字困難を示す事例については，漢字の形に関する言語的手がかりを利用した指導の有効性が，従来，報告されてきた[4,5]．一方，聴覚記憶が良好でない事例では，漢字の形に関する言語的手がかりを利用することが難しく，指導上困難となる．近年，漢字1文字を字画に分解し，再構成させる方法（分割・再構成法）によって，書字指導を行う方法が，視覚記憶が優勢なLD児において有効であることが報告された[6]．ここでは，漢字1文字の構成の代わりに，画要素のブロックを構成する活動を導入した指導を行い，効果がみられた症例について紹介する．

症例B 小学5年生，女児（通常学級在籍）
症例C 小学6年生，男児（通常学級在籍）

●主 訴：漢字の書字が困難
●病歴および検査評価：B児は，教室場面での学習態度に大きな問題はなかったが，友人は少なく，学級内での会話は主に担任を相手にしていた．話題の偏りが強く，天体の話題に終始する傾向があった．文字の書きに困難を示し，小児神経科医によってLDと診断された．B児のK-ABC検査の結果は，認知処理尺度108，習得度101であり，下位検査は，手の動作10，数唱15，模様の構成12であった．

C児は，学級内で友人は多く，スポーツの話題から学校での出来事まで，話題は多岐にわたった．教室場面での学習態度に大きな問題はなかった．読みと書き両方に困難を示し，小児神経科医によってLDと診断された．

C児のK-ABC検査の結果は，認知処理尺度106，習得度101であり，下位検査は，手の動作10，数唱6，模様の構成13であり，聴覚記憶の不全を認めた．

●指導の経過：聴覚記憶の不全を示すLD児では，視覚構成活動を中心にした書字指導が効果的であることが予想される．聴覚記憶の良好であるB児と聴覚記憶が不良であるC児に対し，漢字の形に関する言語的手がかりを利用した課題（言語媒介による課題，表1）と視覚構成活動を中心にした課題（視覚構成活動による課題，表2）の2種を実施した．今回，構成活動の取り組みやすさを考慮し，1字画ごとに構成する方法ではなく，画要素のブロックで構成する方法を用いた．

両課題では，漢字の書字行為は行わなかった．指導は2週間に1回行った．毎回の指導のプレテストにおける書字の正答率を算出し，学習曲線を求めた．

●指導の成果：図3は，B児とC児の学習効果を示した．B児は，言語媒介による課題と視覚構成活動による課題ともに，第4回の指導で80%以上の正答率を示した．C児は，構成活動による課題で，第4回以降の指導で100%の正答率を示したが，言語媒介による課題は70%以下の正答率であった．C児は，聴覚記憶が良好でなかった点から，視覚構成活動による課題は，聴覚記憶の関与が少ない書字学習の方法であると思われた．さらに，言語媒介による指導と視覚構成活動による課題は対象児によって効果が異なることが指摘できた．

●今後の課題：視覚構成活動による課題で用いた透明漢字カードは，コンピュータを利用して教材作成が可能である[7]．言語媒介による課題と視覚構成活動による課題の効果の発現に，子どもの認知特性がどのように関与するかについては，さらに検討する必要があろう．言語媒介による課題と視覚構成活動による課題の効果を，子どもの学習成績により評価し，それに基づき学習教材を提供できる学習環境の開発が，今後，求められる．

【B児・C児の指導ポイント】

聴覚記憶の不全を示すLD児の場合は視覚構成活動を中心にした書字指導が効果的である．聴覚記憶の良好な場合は，言語的手がかりを利用した課題による指導も有効であった．

表1　言語媒介による課題

1. はじめに，学習課題の漢字について，書字を指示した（プレテスト）．
2. 6個の各漢字について，形に関する言語手がかりを対象児と協議し，4～5語程度の語句として設定した．
3. 次いで，指導者が漢字カードを見せて，子どもが言語手がかりを答える課題（「漢字→言語手がかり」課題）と，指導者が言語手がかりの書かれたカードを見せて，子どもが漢字カードを選ぶ課題（「言語手がかり→漢字」課題）を行った．各課題は3回ずつ行った．
4. その後，学習課題の書字を指示した（ポストテスト）．

表2　視覚構成活動による課題

1. はじめに，表1と同様にプレテストを行った．
2. 6個の各漢字について，漢字を4つのブロックに分け，各ブロックを透明なOHPシートに印刷し，透明漢字カードを作成した．このカードは重ねることで，漢字を構成することができる．
3. 次いで，2つの漢字分の透明漢字カードをシャッフルし，子どもの前にランダムに配置した．カードを選択し重ねることで漢字を組み立てるよう，子どもに教示した．選択は，筆順に従って行うよう指示した．カード選択の際には，時間を計測し，早く組み立てることを指示した．各漢字について3回，構成活動を行った．
4. その後，書字のポストテストを行った．

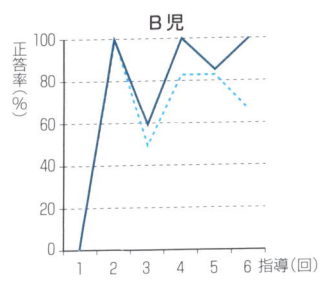

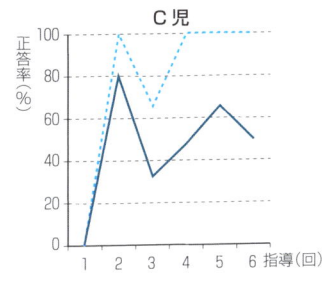

図3　言語の媒介指導と視覚構成指導における学習曲線
毎回の指導のプレテストでの書字の正答率を示した．

3 まとめ

　読字障害児は，ひらがな文字，ひらがな文，漢字単語の読み習得に困難を示すが，年齢によってその様相は異なる．

　小学生の低学年においては，ひらがな文字やひらがな文の読み困難を示すため，学力全体への配慮が必要となる．小学生の中・高学年では，抽象的な漢字単語が多くなることから，社会や理科などの教科の中の単語の読み指導も必要となる．

　中学生の段階では，ひらがな文の読みが比較的流暢になっても，漢字単語の読みに困難を示すことが多い．読めない漢字の多くは書くことが難しいので，読字障害のみではなく，書字障害に対する配慮が必要である．特に，高校進学を踏まえると，小論文などの作文を学習課題にした指導も有効である．

　読字障害児は，努力しても達成できないことを強く経験するために，学習性無力感を示すことが多い．子ども本人にとって見通しのもてる指導を示すことが必要となる．子どもにとって努力可能な指導課題を提供し，読字や書字がわずかでも改善することを経験させることによって，学習に対する効力感を形成し，読字や書字に対する動機づけをはかることが大切である．

文献

1) 小池敏英，他：読字障害と発達支援プログラム．小児科臨床．2008; 61: 2539-2546
2) 葛西和美，他：日本語ディスレクシア児の基本的読字障害特性に関する研究．小児の精神と神経．2006; 46: 39-44
3) 後藤隆章，他：LD児における漢字の読みの学習過程とその促進に関する研究．特殊教育学研究．2009; 47: 81-90
4) 春原則子，他：発達読み書き障害児に対する障害構造に即した訓練について－その方法と効果．発達障害研究．2004; 26: 77-84
5) 山中克夫，他：情報処理様式を生かした描画と書字指導－継次処理様式が優勢な一脳性麻痺幼児について－．特殊教育学研究．1996; 33: 25-32
6) 山添花恵，他：視覚的認知を利用した漢字書字訓練手法の開発－学習障害児への適用－．日本教育工学会論文誌．2008; 32 (Suppl.): 13-16
7) 小池敏英，他：LD児の漢字学習とその支援－一人ひとりの力をのばす書字教材．京都，北大路書房，2002.

（小池敏英）

> **プラスワン** 教育現場との連携の実際

a｜読字障害のある小学生の支援を通じた連携
1）遠隔双方向情報コミュニケーション技術（ICT）活用による支援

症例A　小学1年生，男児

- 主　訴：ひらがな読み書きの困難
- 病　歴：小学1年生の担任教員から，ひらがなの読み書きに困難がある児童（A児）の指導について筆者に相談があり，学校訪問による巡回相談を行った．A児は本を音読する際，一部のひらがなを拾い読みしていたが，ひらがなを書くのは板書を写す時だけであった．また，授業中はボーッとしたり，周囲をきょろきょろと見渡したりして過ごしていた．
- 検査評価：WISC-IIIの全IQ80，言語性IQ65，動作性IQ95であった．3学期はじめに実施したひらがな音読検査[1]では，単音速読課題の音読時間+3SD，読み誤り+3SDであり，単語速読，単文速読も時間がかかった．1年生修了段階の学習習熟度テスト[2]において，国語では「聞く」が1/2，「読む」は0/3とできなかったが，言語事項と作文はできた．算数は，問題文を読み上げると文章題以外の問題はできた．ADHDチェックシート[3]では不注意が指摘された．以上の結果から，A児は①境界知能で認知の偏りがあること，②読字障害，③ADHD（不注意優勢型）と考えられた．
- 指導の経過：1年生の3学期（2月）に担任に対し，はじめてICT教育相談（図1）を40分間行った．初回のICT教育相談では，筆者から上記のA児の実態を説明し，担任からA児の近況を聞き，筆者が4つの助言を行った．すなわち，第1は工作などのA児が得意なところを誉めて自信をもたせること，第2は不注意さには大切なことは短く板書をして示し，友達にノートを見せてもらってもいいこと，第3は図や絵の多い教材を使うこと，第4は母親に自宅でA児が好きな動物の絵本を毎日5分くらい読むことを薦めることである．2回目のICT教育相談を2年生の1学期6月末に行った．新しい担任のA児に対する印象は，「他の子と比べて困ることはありません」ということであった．しかし，少し具体的に質問すると，担任がB児に必要な支援を自然に行っていたことがわかった．テストの際，A児が問題に手をつ

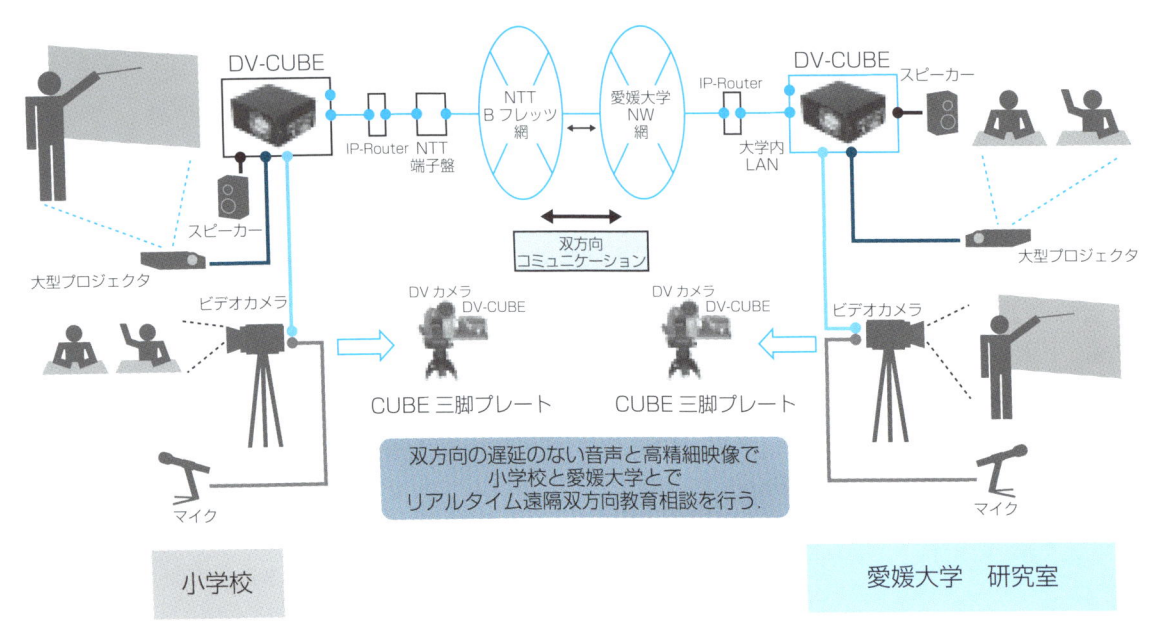

図1　遠隔双方向情報コミュニケーション技術（ICT）活用による支援

けないでいると，担任が問題文を読み上げていたのである．当初できなかった本の音読は，授業の3回目くらいには読めるようになった．工作が得意であるので作品を掲示してほめていた．これらの話を担任から聞き，これまでに自然に行われていた支援を継続しつつ，算数と同様に国語でもサービス問題を作り100点をA児がとれるように配慮して，A児が「ぼくもやったらできる」と自信がもてる場面を作るように提案した．

2）通常の学級における支援

症例B 小学2年生，女児〈筆者が読字障害と診断し，担任教員が熱心に支援を行った症例〉

- **主 訴**：7歳9ヶ月時に，ひらがなが読めない．
- **病 歴**：日常会話に問題なく，絵を好んで描いていた．友達と仲良く遊び，集中力もあった．幼稚園の時から文字を視写することができたが，読むことはできなかった．小学校入学後は，B児は担任が音読した内容を記憶して読んだそぶりをし，書くことは視写に頼っていた．2年生に進級し，担任が代わり，放課後に個別指導を受けるようになった．B児の読み書き能力とそれ以外の能力の差が大きいことに気づき，保護者が担任に相談をしたのが契機となり，小児科外来を受診した．診察上，身体的には健康で，医学的検査でも異常はなかった．
- **検査所見**：K-ABC検査では，認知処理過程尺度100，継次処理尺度85，同時処理尺度110，習得度尺度70であった．下位検査では，なぞなぞ95，ことばの読み60，文の理解は粗点0であった．以上から読解力も弱い読字障害と診断した．
- **指導の経過**：教育支援として，視覚優位な特性を生かしてB児が描いた絵を入れた50音表（図2）を作成した．絵はB児が発音を思い出す時に使用している物を描くことにした．そして，1日数個ずつ新しいひらがなを声に出して読み，書いた．学校では授業に加えて担任による放課後の指導，家庭では保護者による指導，担任と大学とでメールを使って，指導方法，その成果の評価，次の目標の立案等を行った．B児は2年生の4月の時点ではひらがなや数字をほとんど読み書きできなかったが，7月時点ではひらがなの半分を読めるようになり，学年末の3月には時間はかかるものの，ひらがな清音と50までの数字すべての読み書きができるようになった．

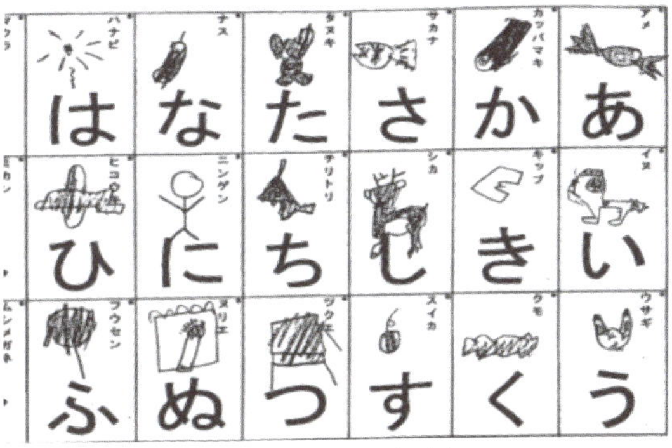

図2 B児の作った「あいうえお表」

b｜読字障害のある中学生の支援を通じた連携

症例C 中学3年生，男子

中学生になると読字障害があっても，彼らなりに長い時間をかけて学習し，ゆっくりではあるがひらがなを読み，簡単な漢字も使えるようになっており，学校では学習困難の中で一括されていることが少なくない．発達心理士が長年にわたる地域支援の中で出会った症例（C児）を紹介する．

C児は小学校の低学年の時には文字を読んでもらったり，ルビをふってもらったりして，中学年からは読みを中心に個別的配慮を受けていた．中学3年生になり，高校進学について教育相談を受けた．WISC-III検査では全IQ85，言語性IQ70，動作性IQ100であった．ひらがな音読検査の音読時間は，小学6年生の基準値と比較したところ，単音速読＋6SD，単語速読の有意味語＋4SD，無意味語＋8SDと著しく延長していた．学習習熟度テストでは，国語（図3）は小学3年生修了段階，算数は小学4年生修了段階の文章題で困難が指摘された．

以上の結果から，高校進学については，C児が好きな部活ができる高校を薦めた．進学に向けての学習では，C児の学習の到達度と学習量を考慮し，取り組む内容を精選し，個別指導を通じて，C児が「やったことはできた」という達成感をもてるように工夫することを提案した．その後，C児は素直に努力し，学校の教員や巡回相談員などの協力もあって，高校に無事合格し，高校で元気に部活に励んでいる．

国語修了問題結果表　　　年　　組　氏名（　　　　　　　　）

		1年		2年		3年		4年		5年		6年	
		問題	答	問題	答	問題	答	問題	答	問題	答	問題	答
一 聞く		1 いつ	○	1	○	1	○	1	NR	1	○	1	○
		だれと	○	2 ブランコ	○	2 日時	○	2	○	2	○	2	NR
		2	○	てっぼう	○	場所	NR			3	NR	3	NR
		3	○										
二 読む		1	○	1	○	1 イ	●	1	NR	1	NR	1①	●
		2	○	2	○	カ	○	2②	○	2	NR	②	NR
		3	○	3	○	オ	○	④	○	3	NR	2	NR
						2	○	①	●	4	NR	3	NR
						3	○	3	●	5	NR	4	NR
								4	○			5	●
三 書く		1 おとこ	○	1	○	1	●	1	NR	①	NR	1	NR
		おんな	○							②	NR		
四 言語事項		赤	●	馬	○	戸	NR	良	NR	救急車	NR	枝	NR
		花	○	走	○	開	NR	方法	NR	自問自答	NR	特技	NR
		右	○	食	NR	東京	NR	選	NR	野菜	NR	半径	NR
		足	○	かんが	●	行	NR	友達	NR	特別	NR	経過	NR
		虫	○	ひがし	○	むかし	●	約束	NR	経験	NR	ぎもん	NR
		先生	○	うみ	○	はな	NR	はじ	○	いしょくじゅう	NR	せなか	NR
		か	○			せきゆ	○	ゆうき	NR	やおや	NR	しゅんかしゅうどう	NR
		くるま	○			け	○	つつ	NR	べんごし	NR	しんきいってん	NR
		やす	○							えいきゅう	NR		
		ただ	○										
		じ	○										

図3 国語の学習習熟度テストの結果
　　　 正答は○，無答はNR，誤答は●記入

文献

1) 小林朋佳, 他：学童におけるひらがな音読の発達的変化：ひらがな単音, 単語, 単文速読課題を用いて. 脳と発達. 2010; 42: 15-21
2) 長尾秀夫：国語の学習習熟度テスト（小学校1-6年）. 愛媛大学教育学部長尾研究室, 2009.
3) 上林靖子, 他：注意欠陥／多動性障害－AD/HD－の診断・治療ガイドライン. 東京, じほう, 2003.

（長尾秀夫）

I章 特異的読字障害

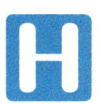

H 併存症・二次障害

1 総論

a 併存症と二次障害の考え方

発達障害の併存症・二次障害はある意味で，障害そのものよりも，発達障害児（者）にとって社会生活を送るうえでの重大な阻害因子となる．ここでは，併存症と二次障害を2つに分けて，論を進めることにする．「併存症」とは，読字障害との因果関係が明確でない合併症（ADHDやPDDなど）とする．一方，読字障害の存在が引き金となって，障害特性が理解されず不適切な対応を受けることにより起こる行動障害や情緒障害を「二次障害」と考えることにする．

b 併存症

読字障害のある子どもに合併しやすい発達障害について述べ，それぞれの予後について概説する．

1）注意欠如・多動性障害（ADHD）

i）頻度

読字障害の頻度は欧米では 5～17.5%[1, 2] といわれている．一方，ADHDの頻度は 3～7% といわれている[3]．併存については読字障害のある子どもの46%がADHDの診断基準を満たし，ADHDのある子どもの35%が読字障害の診断基準を満たすという報告がある[4]．読字障害があると男女とも対照群に比べて有意にADHDの併存が多いが，性差があり女児の併存が18%程度なのに，男児では40%を超えるといわれている[5]．

ii）予後

ADHDの併存により，二次障害として男児では反抗挑戦性障害，行為障害，不安障害の合併のリスクが高くなる．女児についてはADHDの併存による影響として反抗挑戦性障害のリスクのみが高くなる[5]．

2）広汎性発達障害（PDD，自閉症スペクトラム障害）

i）頻度

特異的言語障害の合併が高いという報告はあるが[6]，読字障害にどれくらいPDDが合併するかについての詳細な報告は見当たらない．

ii）予後

PDDそのものの予後に強く影響される可能性が高い．

c 二次障害

1）二次障害とは

二次障害とは，「読字障害による困難さについて周囲が気づかないまま，不適切な環境で養育されることにより生じる様々な問題」とここでは定義する．読字障害のある人たちは行動上の問題と情緒的な問題を多く抱えるという報告が多数ある．外在化した二次障害は行動上の問題となり，内在化すると情緒的な問題になる（表1）．

2）二次障害の予後・性差

読解力の障害があると，将来的に行動上の問題を抱えるリスクが上がるとする報告もある[7]．読字障害の二次障害はその特徴として問題が外在化しやすいといわれ[5]，特に男児でその傾向が強く，女児では内在化のリスクに注意が必要である．

3）自尊感情と二次障害

自尊感情は心理社会的適応と情緒的な幸福感にとって重要な要素であるが，読字障害のある子どもや大人では，自尊感情が低下していることが知られている[8, 9]．学業における自尊感情の低さは

表1 二次障害

1. 外在化障害（行動障害）
①反抗挑戦性障害（ODD） 　読字障害にODDが合併する頻度は女児では対照群と差はないものの，男児では対照児の合併率（9%）に比べて高い値（29%）を示し，有意差があった＊．
②行為障害（CD） 　読字障害にCDが合併する頻度は女児では対照群と差はないが，男児では対照の6%に対し21%に合併を認め，ODDと同様に有意な頻度上昇がみられた＊．
2. 内在化障害（情緒障害）
①気分障害 　読字障害にうつ病が合併する頻度は女児では対照の6%に対し22%に合併を認め，有意に頻度が高いとされる．男児も対照の4%に対し10%に合併を認めるが，両者に統計的な有意差は認めなかった＊という．
②不安障害 　読字障害に不安障害が合併する頻度は男女ともに25%程度である一方，対照群は15%程度であった．しかし，統計的な有意差は認めなかった＊という．

＊：Willcutt EG, et al.: Psychiatric comorbidity in children and adolescents with reading disability. J Child Psychol Psychiatry. 2000; 41: 1039-1048

情緒的症状と関係が深く，読みの障害と内在化障害の発生には自尊感情の低下の関与が推測されている[8]．

2 読字障害に対する有益な支援～併存症・二次障害の観点から

a 医学モデルとしての読字障害の支援

狭義の医学モデルを適用しても学習障害の治療は困難であり，適切な薬物療法はない．しかし，前節で示したように学習障害にADHDが併存すると二次障害として外在化障害（行動障害）を起こす可能性が高く，ADHD併存の確認は極めて重要である．ADHD併存例にはメチルフェニデートやアトモキセチンによる薬物療法を行うことが，医学モデルとしての読字障害への唯一の支援法ということができる．

b 社会モデルとしての読字障害の支援

社会モデルとしての読字障害を支援するには，自尊感情の育成が鍵になる．自尊感情の育成には，障害の理解と障害の肯定的受容が重要である．Terrasら[8]も，読字障害のある子どもの自尊感情の育成には障害理解が重要ポイントであることを示している．子どもの自尊感情が高いと子どもも親・保護者も自らの抱えている読みの障害に前向きに取り組んでいくことができると考えられる．障害を理解することは社会的支援として最も重要な項目といえる．

1) 子どもの支援

　i) 読字障害の軽減

　　G. 治療的介入を参照．

　ii) 読字障害の回避

　読字障害のある子どもの50%がいじめやからかいにあっているといわれている[10]．このような状況に対する対処行動として有用なものは，情緒の不安定さや学業不振という弱点を他児に知らせることなく，自分自身の個人的，社会的，読み以外の学業での強みを評価することである．

2) 保護者の支援

　i) 保護者支援の重要性

　保護者が障害を理解することは子どもの自尊感情育成に重要な役割を果たす．保護者の理解を促すためにも，保護者に対する情緒的支援も大事な視点である．保護者が読みの障害について正確な知識をもち，子どものウィークポイントとストロングポイントを受け入れることができれば，子どもの自尊感情の育成を促進するといわれている．

　ii) 保護者支援の具体策

　正確な評価に基づく診断と障害についての情報提供は不可欠である．診断とともに日常生活上の問題が環境要因（親のしつけの問題や育児環境が悪いこと）によるのではなく，脳の機能障害に起因する症状であることを十分に説明する．特に障害特性については現実起こっている課題を保護者が納得できるように説明する必要がある．

　実践可能な支援的な助言に「現状の肯定」がある．家族には子どもの年齢に相当する期間の育児の歴史がある．その年月は保護者も子どもも現実の生活を送るために，試行錯誤を繰り返してきたはずである．ある意味，「現状」は試行錯誤の結果，生まれた最も合理的な状況ともいえる．したがって，今後の飛躍のためには現在の状況は決して悪いものとはいえない，ということを十分に伝えることが具体的支援として大切である．

iii）学校での支援
① 直接的支援
　指導方法の研修.
② 間接的支援
・読字障害の存在を知ること：存在に気づかなければ，支援は不可能である．そのためには，読字障害の臨床像と気づきのポイントについて，担任を含む教員に対して，十分な情報を提供し，医学的な考え方を啓蒙する必要がある．
・障害の特性に応じた環境設定の必要性を認識すること：教員からみて本人の足りない所を指摘したり，補ったりすることが支援となるが，特別扱いになったとしても実施してほしい支援と実施を控えたほうがよい支援がある．前者は「えこひいき」，後者は「目こぼし」とたとえてもよいかもしれない．つまり，読字障害のある子にとって何が必要で何が必要でないかを理解したうえでの適切な運用が必要になる．具体的な必要な支援と不要な支援については次のプラスワンを参照されたい．

プラスワン　併存症・二次障害の予防へむけての課題

a｜読字障害の存在を知ることの重要性

1）読字障害の存在に対する認識についての実態調査

「今後の特別支援教育の在り方について（最終報告）」の中に示された学習障害（LD），注意欠如・多動性障害（ADHD），高機能広汎性発達障害（HFPDD）を想定した76項目について，特別支援教育に関する研修会に参加した教員121人を対象に，各項目に対して学級運営を困難にすると考えるか，特別支援教育の対象となると考えるか，成績評価をつけるに際し減点の対象になると考えるかを5段階尺度で調査した[11]．

図1に結果を示す．すなわち，LDの行動特徴はADHD，HFPDDに比べて学級運営上の困難にはつながっていなかった．支援の対象としての認識は低いにもかかわらず，成績評価における減点対象に捉えられていた．LDの下位項目（図2）では「読み」，「書き」，「計算する」の障害はいずれも，学級運営を困難にする原因という認識は低かった．「読み」の障害は学級運営に支障は感じないものの特別支援教育の対象となるという認識は比較的高かったが，「書き」の障害は学級運営を困難にするという認識が低いだけでなく，特別支援教育の対象という認識が最も低かった．一方，「書き」「計算する」ことが減点の対象としてのスコアが高く，学校現場で否定的な評価を受けていた．つまり，「書く」ことの障害が最も学校現場で冷遇されていることになる．読字障害は書字障害を生じるため，読字障害のある子は学校で特性が認識されず，二次障害をきたしやすい状況にあることが予想される．

2）読字障害に対する支援についての認識の実態調査

知的障害がなく，読み障害のある16名を対象に，Birleson（バールソン）自己記入式抑うつ評価尺度（DSRS-C）[12, 13]による対象児の主観的困難感を検討し，あわせて学級担任が対象児に感じる支援ニーズを，支援量シート（教科学習，身辺自立，集合，言語対人関係，行動調整，ルールの理解，感情理解，その他の支援：一人でできる：1点，一人でできるが時間がかかる：2点，一部支援があればできる：3点，付き添って支援：4点）を用いて調査した[14]．

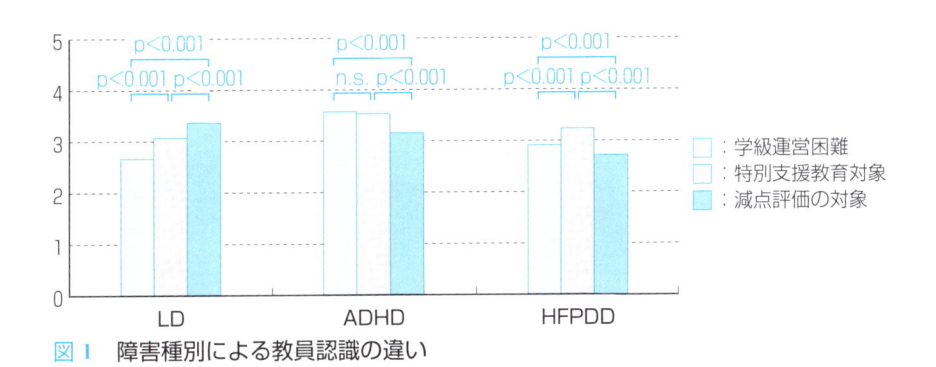

図1　障害種別による教員認識の違い

いずれかの領域で「一部支援があればできる」以上の支援が必要と認識されたのは対象の半分に過ぎなかった．単音読みに障害があると教員は支援ニーズを感じにくいという逆説的な結果がでた．読み障害をもつ子どもたちの困難さは教員には特別な配慮が必要とは認識されない様子がうかがえた．

3）実態調査に基づく必要な支援と不要な支援

前項の 16 名をバールソン自己記入式抑うつ評価尺度の得点により，10 点以上（高うつ群）と 9 点以下（低うつ群）の 2 群に分けて，各群で読み検査（SD）と教員が感じる支援項目の支援量の関係を検討した．

i）必要な支援

低うつ群において読字障害の程度と正の相関を認める支援内容（支援を受けると抑うつが軽くなる支援）かつ，高うつ群において読字障害の程度と負の相関を認める支援内容（支援を受けないと抑うつが強くなる支援）として以下の 2 つが抽出された．すなわち，①行動調整（先生，上級生，下級生，同級生など，年齢に応じたかかわりができる）と②感情理解と調整（他者の感情を共有できる）であった．これらは読字障害のある子どもたちにとって必要な支援ということができる．

人間関係のトラブルへの直接介入や，人間関係の基本的スキルである感情理解や調整に配慮があれば，読字障害の子どもも集団生活で自尊感情を維持できる．多少特別扱いをしても読字障害児に実施したほうがよい必要な支援は，「えこひいき」といわれても実施してほしい支援である．

ii）必要でない支援

高うつ群において読字障害の程度と正の相関を認める支援量（支援を受けると抑うつが強くなる支援）かつ，低うつ群において読字障害の程度と負の相関を認める支援内容（支援を受けないと抑うつが軽くなる支援）として以下の 2 つが抽出された．①言語・対人コミュニケーション（話を聞く〈一斉指示〉）と②ルールの理解（活動内容の把握〈レクリエーション・行事など〉）である．これらは読字障害のある子どもたちにとって，さほど必要でない支援ということができる．

一斉指示で話を聞くことやルールの理解のような概念的な課題は，支援すればするほど自尊感情は下がるように思われる．今回は少数例の検討であるため，今後様々な角度からの検証が必要と思われるが，読字障害児には完全な遂行をあえて求めないほうがよい支援というものがあるのかもしれない．教員からみて必要と思えても，特定の子どもには「目こぼし」をしてあげることが結果的に好ましい反応を生み出すことにつながるとも感じられる．

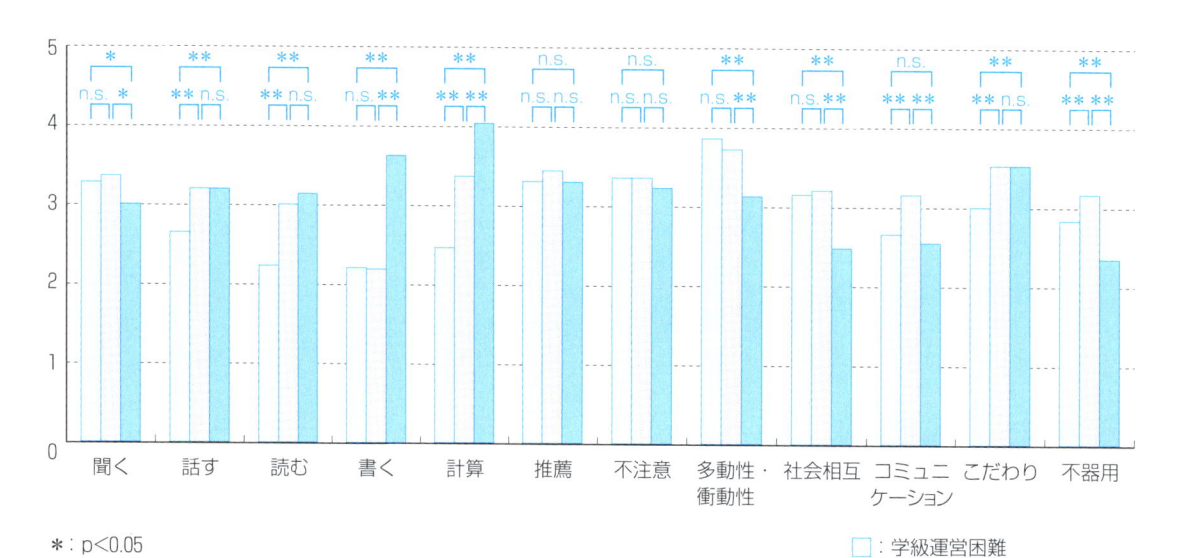

*：$p<0.05$
**：$p<0.01$

□：学級運営困難
□：特別支援教育対象
■：減点評価の対象

図 2　下位項目にみる認識の違い

iii）必要な支援と不要な支援の内容からみえること

　読字障害のある子どもたちにとって，学校での支援は不可欠であるが，支援の種類によって有効に機能するものと逆効果を示すものがあることが判明した．学校や集団生活で必要なルールの理解を促すことは一般的には必要かつ実効性のある支援と考えられがちだが，読字障害のある子どもたちにとっては，内容が概念的で行動化しづらい課題であるのかもしれない．一方，対人関係における行動や感情のコントロールに関する調整的な支援は，行為や態度として対処方法を実践的に示すことができるため，支援として有効に機能する可能性が高いことも明らかになった．読字障害のある子どもたちには，集団生活で必要とされる概念を伝えることよりも，集団生活で実践できる行動手順を示すことが支援として有効に機能すると考えることができる．

* * *

文献

1) Shaywitz SE: Dyslexia. N Engl J Med. 1998; 338: 307
2) Fletcher JM, et al.: Comorbidity of learning and attention disorders. Separate but equal. Pediatr Clin North Am. 1999; 46: 885-897.
3) Barkley RA: Attention-deficit hyperactivity disorder: A handbook for diagnosis and treatment. New York, Guilford Press, 1990
4) Shaywitz BA, et al.: A Conceptual Framework for Learning Disabilities and Attention-Deficit/Hyperactivity Disorder. Canadian Journal of Special Education. 1994; 9(3-4): 1-32
5) Willcutt EG, et al.: Psychiatric comorbidity in children and adolescents with reading disability. J Child Psychol Psychiatry. 2000; 41: 1039-1048
6) Lindgren KA, et al.: Language and reading abilities of children with autism spectrum disorders and specific language impairment and their first-degree relatives. Autism Res. 2009; 2: 22-38
7) Weiser M, et al.: Impaired reading comprehension and mathematical abilities in male adolescents with average or above general intellectual abilities are associated with comorbid and future psychopathology. J Nerv Ment Dis. 2007; 195: 883-890
8) Terras MM, et al.: Dyslexia and psycho-social functioning: an exploratory study of the role of self-esteem and understanding. Dyslexia. 2009 Nov; 15(4): 304-327
9) Burden R: Is dyslexia necessarily associated with negative feelings of self-worth? A review and implications for future research. Dyslexia. 2008; 14: 188-196
10) Humphrey N: Teacher and pupil ratings of self-esteem in developmental dyslexia. British Journal of Special Education. 2002; 29: 29-36
11) 林　隆：発達障害行動特性に対する教員の認識についての調査　何が困って，何が障害で，何を低く評価してしまうのか．脳と発達．2008; 40: S232
12) 村田豊久，他：児童・思春期．抑うつ状態に関する臨床的研究．厚生省「精神・神経研究委託費」62 公－3 児童・思春期精神障害の成因および治療に関する研究，昭和62年度報告書．69-81, 1988
13) 村田豊久，他：学校における子どものうつ病－Birlesonの小児期うつ病スケールからの検討－．最新精神医学．1996; 1: 131-138
14) 林　隆，他：読み能力の障害をもつ子どもの学校のおける課題　支援量シートにみる教員の支援ニーズと子どもの抑うつ度の関係．脳と発達．2009; 41: S205

（林　　　隆）

3　ADHD合併例の特徴とその支援

a　ADHDと読字障害

　ADHDは，世界的には小児の8～12%に認められる発達障害とされる[1]．「児童生徒に関する全国実態調査（文部科学省，2002）」によれば，知的発達に遅れはないが，学習や行動の場面で著しい困難を示す児童生徒の割合は，6.3%であった．このうち，学習面の困難は4.5%，行動面の困難は2.9%，学習と行動面の両方の困難は1.2%であった．したがって，行動面に課題を抱えている児童生徒は，クラスに1～2名存在している．

　ADHDの治療目標は，学校や家庭での不注意や行動コントロールの問題から派生している機能障害を最小限にすることである．教師や医師は，ADHDをもつ子どもの行動面の問題に関心が高く，行動面の問題がある程度落ち着くと，治療は成功と判断されるケースが多い．ADHDをもつ小児は，行動面だけでなく学習面においても困難を生じることが多いことを忘れてはいけない．ADHD児の最大45%がLDを併存しているとの報告[2]もあるので，ADHDだけでなく，LDのスクリーニング検査も行うべきである．ADHDあるいは読字障害（RD）の男児を対象とした研究では，RD群とADHD＋RD（併存）群は，共通して音韻操作に困難がみられ，ADHD群は実行機能に困難がみられた[3]．この研究で，ADHD単独の場合と併存の場合とでは特性が異なり，音韻操作能力と実行機能

を個々に評価することの意義が示された．

ADHDの病態として注目されてきた実行機能とは，目の前の状況を把握して認知する力，順序立てて考えをまとめる力，衝動的に反応して行動せずに熟考する力，現在の状況と過去の記憶を照らし合わせて判断する力，実行に移る前に順序立てる力のことである．ADHD症状がもたらす困難を認知処理の側面から解釈するための方法として，LuriaのPASS（プランニング，注意，同時処理，継次処理）理論があげられる．DN-CAS検査（Das-Naglieri Cognitive Assessment System；対象5〜17歳）[4]を用いた研究によれば，ADHD患者はプランニングと注意の能力が低い[5]．プランニングとは，問題解決の方法を選択，決定，適用，評価する心的過程であり，神経心理学において前頭葉に由来すると考えられている実行機能の重要な要素である[5]．注意とは，提示された刺激と競合する妨害刺激に対する反応を抑制し，特定の刺激に選択的注意を向ける心的過程である．ADHD患者は行動抑制に課題を抱えており，実行機能を使っているときに外部からの干渉に対して非常に抵抗力が弱く，散漫になりやすい[6]．また，読字障害（ディスレクシア）は継次処理能力の低さに由来するとされている[7]．

プラスワン　ADHD症状と読字困難との関連

小児科を受診しADHDの診断を受けている小学2〜6年生の児童19名（男児15名，女児4名）を対象として，読字障害併存の有無について検討を行った．対象児の条件はWISC-III検査の各IQおよびDN-CAS検査の各PASS標準得点のいずれかが85以上（WISC-IIIの言語性または動作性IQ85以上は，音読検査の読字障害診断基準〈本書冒頭の診断手順参照，p.3〉に基づく）とした．検査時，薬物治療を行っている児童は13名，LDの診断を医療サイドで把握している児童は3名であった．ブラウンADDレーティングスケール[8]を用いた評価の結果，平均値はいずれの項目も+1SD前後（全例が薬物療法や行動療法を受けている）であり，対象児は不注意，多動・衝動性ともに高い混合型のADHD児が多かった（表2）．

音読検査の結果，読字障害の判定基準（音読時間+2SD以上が複数項目）を上回ったケースは47.4％（19名中9名）で

表2　ブラウンADDレーティングスケール評価点平均（n = 16）*

とりかかり	集中力	努力の維持	感情統制	作業記憶	ADD得点	多動・衝動性	ADHD得点
60.4 (10.58)	58.8 (7.32)	60.8 (9.62)	59.9 (10.04)	58.5 (9.29)	60.3 (8.49)	61.4 (6.14)	60.8 (7.71)

＊：（　）内は標準偏差，3名分データ欠損

注）ADD得点は「とりかかり，集中力，努力の維持，感情統制，作業記憶」の5項目を総合した不注意得点，ADHD得点は，これに多動・衝動性を加えたものである．平均は50点，+1.5SDは65点に相当する．なお，ブラウンADDレーティングスケールは，日本人ADHD児の標準データがないため，米国人男・女児の年齢別標準値を元に算出した．

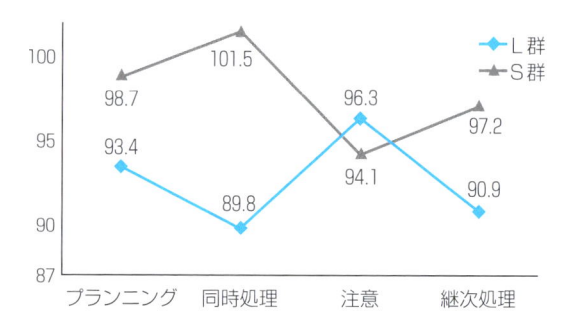

図3　音読時間の基準を元に分類した2群間の各PASS標準得点の平均値

（プランニング：L群93.4，S群98.7／同時処理：L群89.8，S群101.5／注意：L群96.3，S群94.1／継次処理：L群90.9，S群97.2）

あり，ADHDと読字障害との高い併存率が示された．音読時にみられた自己修正や読み誤りは，読み詰まった結果の読み直し（語頭音の繰り返し），行や語順の入れ替え，形態が類似した文字との混同（例：「ね」を「ぬ」と読む）であり，ADHD児全体にみられた．また音読時間が基準を上回った群では，拗音の読み誤り（例：「ひゃ」を「ひょ」と読む）が9名中5名にみられた．

音読時間の基準をもとにS（Standard）群10名，L（Long）群9名に分けてDN-CAS検査の各PASS標準得点の平均値について検討した結果，S群はN型のプロフィール，L群は逆N型のプロフィールを示した（図3）．米国では，ディスレクシアを伴わない典型的ADHD児はプランニングと注意が低いN型プロフィール，ディスレクシア単独児は継次処理のみが低いプロフィールを示すと報告されている[5]．また，S群とL群との平均値について検討した結果，L群のほうが，同時処理得点が有意に低かった（t = 2.317, p < 0.05）．併存の場合，実行機能障害に由来するプランニングや注意の能力よりも，継次処理能力のほうが低かった．同時処理の中でも，文字情報，特に線画の処理能力にかかわる下位検査「図形の記憶」の評価点がS群よりL群のほうが低い傾向がみられた（t = 2.16, p < 0.1）．

本研究結果から，ADHDで読字障害がある子どもの特徴として，同時処理能力のうち，仮名文字の認識に困難を生じることが示された．また，N型を示すADHD児では，プランニングと注意能力の低さによって，音読に時間がかかる例も存在した．ADHD児への支援にあたっては，文字情報の提示法の工夫や時間の延長が必要であると考えられる．ADHD児の読字困難は実行機能障害に基づいており，単純な時間延長によって語彙理解や読解が改善するとの報告もある[9]．日本人小児でADHD単独，読字障害単独，そして両者の併存例がそれぞれどのような認知特性をもち，どのような指導をすれば最も治療効果があがるのか，今後検討していく必要がある．長期的予後に関してもわが国でのフォローアップデータを蓄積することが重要である．

* * *

b ADHDの薬物療法が読字に及ぼす効果[10]

最近は，ADHDの病態として，実行機能障害に加えて報酬系の障害も注目されてきている．薬物療法（メチルフェニデート）は実行機能障害や報酬系の障害に対して働き，課題遂行能力を高めるという短期的効果が期待できる（集中力向上，処理速度の改善，ワーキングメモリーの改善，衝動的反応の抑制，興味が乏しい課題遂行への動機づけの改善）．この効果は，性別，年齢（児童期・思春期）を問わず認められた．しかし薬物療法に関して，ADHDと読字障害とが併存している場合の認知心理学的な効果の研究や，長期的な効果の研究は乏しい．メチルフェニデートは視空間記憶を高めるという報告がある．また一般的に，作業記憶を含む情報処理能力を高めることができ，ADHD児の学習上の問題を改善するために効果的である．しかし，音韻操作の問題を抱えている特異的読字障害に対する効果は確立されていない．メチルフェニデートの効果について，ADHD単独群とADHDとLD併存（読字障害，算数障害）群間で比較した研究では，前者が75%の有効率であるのに対して，後者は55%と有意に低かった[11]．後者が低かった理由は，算数障害があるADHD児の効果が乏しかった（実行機能障害が読字障害より強かった）ためで，読字障害のADHD児への効果はADHD単独群と有意差はなかった．

忘れてはならないことは，ADHDと読字障害とが併存している場合，適切な薬物療法に加えて個人の認知特性に合わせた個別の学習指導が必要であるということである．よって，ADHDおよび読字障害の児童生徒をみたら，ADHDの診断評価に加えて読字障害のスクリーニング検査（本書冒頭の読み検査課題など）やDN-CASなどの認知処理機能検査を行うことが望ましい．

c 指導の実際

症例A　小学6年生，男児

●診断名：ADHD（混合型），反抗挑戦性障害，コンサータ（27mg）内服あり．

●病　歴：週1回の通級指導を受けていた．学習に遅れがみられ，学級ではテストの時間に眠るこ

ともあった．読めない漢字が多く，読み間違いや読み飛ばしが多い．画数の多い漢字の習得や作文が苦手である．集中力が続かない．興奮しやすく，友達とのトラブルが多い．

●検査評価：通級開始時（小5）の実態

・WISC-III 検査：FIQ 95，VIQ 97，PIQ 93．ともに平均の範囲内であり，個人内差はみられない．
・音読検査：単音 43.4 秒，有意味語 33.2 秒，無意味語 64.9 秒，単文 20.5 秒．全項目の音読時間が+2SD 以上である．
・K-ABC 検査：認知処理 84，継次処理 80，同時処理 91，習得度 93．同時処理と継次処理に有意な差はないものの若干同時処理が強い傾向にある．
・DN-CAS 検査：プランニング 85，同時処理 85，注意 72，継次処理 75，全検査 72．個人内で注意能力が低い傾向がみられる．
・ブラウン ADD レーティングスケール：不注意得点 64（とりかかり 60，集中力 61，努力の維持 67，感情統制 61，作業記憶 67），多動・衝動性得点 64，ADHD 得点 64．努力の維持と作業記憶に困難がみられる．
・教研式読書力検査（中学年用）：小学3年2学期実施．読字 2，語彙 2，読解 2（5段階評定）

●指導の経過（個別指導 全22回）：音韻意識が弱く構音面に加え読字と書字にも苦手さがある A 児に対して，まずは読字力の向上に焦点をあてて指導を開始した．そのために，視覚機能のトレーニングを段階的に行い，単語をかたまりで捉える力をつけること，音韻意識，特に，拗音の表記と発音を一致させるための取り組みを並行して行った．

a 視覚機能トレーニングと点つなぎ

『「見る」ことは「理解する」こと』[12]を参考として，追視機能や注視機能が弱く，読み飛ばしが多い場合に有効な眼球運動トレーニングを開始した．赤いボールペンの握り手先端の赤い部分を眼で追うよう指示し，波型を空に書いて動かす追視や，鼻先 30 cm ほど離れたところから 5 cm ほどの所まで近づける輻輳など，様々なトレーニングを毎回5分間行った．

最初は，顔を固定してものを見ることが困難で，追視の途中で眼球運動が止まってしまったり，輻輳では，寄り眼になるところで一定の位置まで来ると眼球が外側に離れてしまったりすることが多かった．また，極度に眼に力が入っているのか，終わると眼をこする様子が頻繁にみられた．しかし，5セッション目ぐらいから，コツをつかんだのか眼球運動が次第にスムーズになっていった．

また自主教材を作成し，「ちがうのはどれかな？」では異なる文字を素早く見つける練習（図4）を，「○×課題」では○は上線，×は下線を引く練習（図5）を行った．このほか，点つなぎや直線で書く模様など目と手の協応の向上にも取り組んだ．

b 単語探し（2分間×9回）

ランダムに書いたひらがなの中から2分間で単語を探し○で囲む（図6）．

通常，文章を読む場合，ことばを固まりで捉えて読んでいるといわれている．A 児の場合は逐次読みが目立ち，ことばの固まりを意識できていないことが目立っていた．最初は A3 サイズの大きな文字で行も少ないものから始め，次第に，文字サイズや行間を縮めて教科書サイズで行も多くして難易度を上げて練習を行った．指導後は，こと

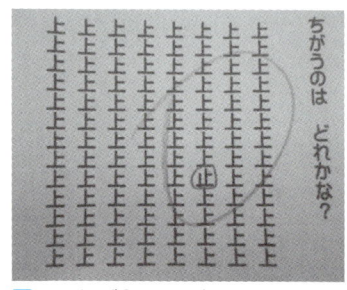

図4 ちがうのはどれかな？

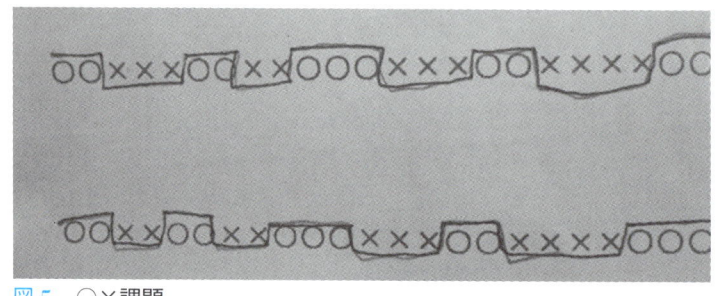

図5 ○×課題

ばの固まりを意識するようになり，単語の途中で区切ることが減ってきた．

c 文字と音をつなぐ練習（図7）

拗音の発音と表記を一致させるために，音を分解して「しゃ」を「しーや」と離して視覚的に書いて読ませ，その距離を次第に縮めながら「しゃ」と正しく発音できるように取り組んだ．それができるようになったら，「きゃ」「しょ」などの拗音をカードに書き，教師の言った音のカードを取ることを繰り返し行った．また，絵の左右に名前を表記し，正しいほうを選択させる練習などにも取り組んだ．構音にも苦手意識のある本例には効果的であった．

d 正しいのはどれ～漢字（20分間×5回）～

漢字4つの中から1つだけ正解の漢字を探す．クイズ感覚で「さあ，正しいのはどれ？」と言いながら，単語カードをめくっていく（図8）．子どもが誤りがちな偽漢字を並べることで，じっくり見ることを習慣づけた結果，書字も正確になり，美しい文字で書くことができるようになってきた．

e 手作りリーディングスケールでの支援

手作りリーディングスケールを使い，2ページ程度の教材の音読練習を行った（図9）．読む箇所を示すセロハンの色は，子どもによって見えやすい色が異なるので，何色かの色で比べて読みやすい色を決定した．音読練習は，5分以内で読み終えるようにし苦手意識を増幅させないようにした．後半は，リーディングスケールなしでもうまく読むことができるようになってきた．

● まとめ

指導後は，音読検査の全項目に時間短縮がみられた（図10）．また，音韻削除課題では平均2.4秒，逆唱課題では平均11秒も速くなり，誤答数も減少した．

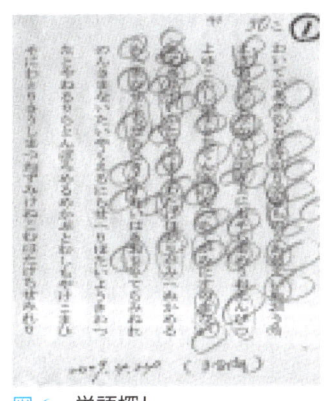

図6 単語探し

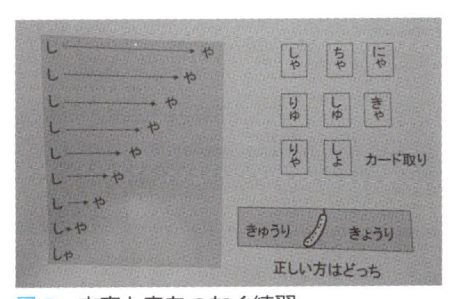

図7 文字と音をつなぐ練習

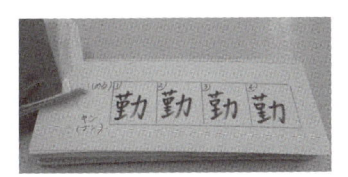

図8 正しいのはどれ

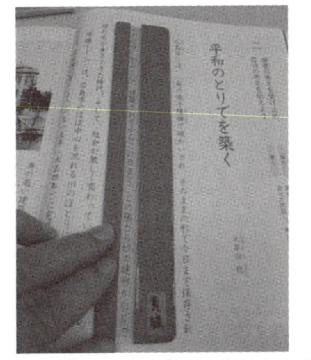

図9 手作りリーディングスケール

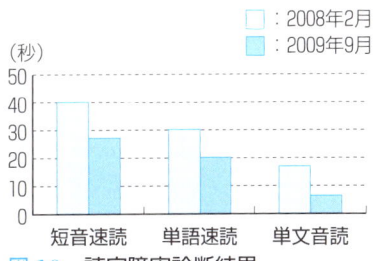

図10 読字障害診断結果

【A児の指導ポイント】

　ADHDと読字障害とが併存する子どもへの支援については，学習面でのセルフエスティームの向上が重要であるが，A児のように，国語学習の4つの側面「読む，書く，聞く，話す」のうち，複数の側面で課題をもつ子どもにとって，学習面での支援がなければ，ADHD特有の行動上の課題の改善も難しいと思われる．学習面の困難さは残るが，斜に構え何ごとにも消極的だったA児が，学級で落ち着いて学習に取り組み，行事の実行委員や応援団などにも立候補し，生き生きと活動するようになったことがそのことを証明しているのではないだろうか．

＊　　＊　　＊

● 文献 ●

1) Biederman J, et al.: Attention deficit hyperactivity disorder. Lancet. 2005; 366: 237-248
2) Biederman J, et al.: Comorbidity of attention deficit with conduct, depressive, anxiety and other disorders. Am J Psychiatry. 1991; 148: 564-577
3) Pennington BF, et al.: Contrasting cognitive deficits in attention deficit hyperactivity disorder versus reading disability. Dev Psychol. 1993; 29: 511-552
4) 前川久男，他：日本版DN-CAS認知評価システム．東京，日本文化科学社，2007
5) Naglieri JA, et al.: Das-Naglieri Cognitive Assessment System Interpretive Handbook. Itasca, IL: Riverside Publishing, 1997
6) Barkley RA: Behavioral inhibition, sustained attention, and executive functions, constructing a unifying theory of ADHD. Psychol Bull. 1997; 121: 65-94
7) Naglieri JA, et al.: Planning, attention, simultaneous and successive cognitive process as a model for intelligence. Journal of Psychoeducational Assessment. 1990; 8: 303-337
8) http://www.drthomasebrown.com/assess_tools/index.html
9) Brown TE, et al.: Extended Time Improves Reading Comprehension for Adolescents with ADHD. American Academy of Child & Adolescent Psychiatry, 55th Annual Meeting, 2008
10) Tannock R, Brown TE. ADHD with Language and/or Learning Disorders in Children and Adolescents. In ADHD COMORBIDITIES HANDBOOK FOR ADHD Complications in Children and Adults. Arlington, American Psychiatric Publishing. 2009
11) Grizenko N, et al.: Efficacy of methylphenidate in children with attention-deficit hyperactivity disorder and learning disabilities, a randomized crossover trial. Rev Psychiatr Neurosci. 2006; 31: 46-51
12) 本多和子，他：「見る」ことは「理解する」こと：子どもの視覚機能の発達とトレーニング．東京，山洋社．2003

（中島範子，公文眞由美，山下裕史朗）

4 広汎性発達障害児に認められる特異的発達障害

　発達障害に含まれる種々の病型は互いに重複していることが極めて多い[1]．特に，ADHDと特異的読字障害ないし発達性読み書き障害（ディスレクシア）に関しては，臨床症状，認知機能，および，遺伝子レベルでの重なりが多く報告されている[2]．その一方で，広汎性発達障害（PDD）に合併する学力の特異的発達障害（あるいは，学習障害）についての検討はあまりなされていない．

　PDDに併存する学力の特異的発達障害の病型別の研究は少なく，特に，算数障害に関する研究が乏しい．ChiangとLin[3]はPDD患者での算数能力に関連した研究の総説を表し，ウェクスラー式知能検査の下位検査である算数得点が他の下位検査得点に比し低い傾向があることを指摘している．しかし，PDDにおける算数障害の頻度についてはMayesとCalhoun[4]が自閉症児の23％に算数障害が認められたと報告しているのみで，他の研究は見当たらない．ここでは主としてPDD患者で認められる識字能力（読み書き）の障害について解説する．

a 広汎性発達障害で認められる識字能力の障害

1) 識字能力の障害の頻度

　もともとPDD患者では文字を読む能力は良好であるといわれることが多く[5]，むしろ理解力に比べて読字能力が高いhyperlexia（ハイパーレクシア）が強調されていた[6]．しかし，PDD患者の読字能力，特にdecoding（デコーディング：文字の音声化）能力については多数例を対象とした系統的な研究は乏しかった．

　Nationら[7]は様々な知的レベルのPDD児32名の読字能力を検討した．彼らの被験者のうち，20名は単語の読み能力が正常範囲内であったが，こ

のうち半数の10名は読解力が低く，PDD患者は読字能力に比して読解力が低いという過去の多くの主張に沿った結果を出している．しかしその一方で，decoding能力の指標と考えられる非単語音読課題で，被験者の42％は一般小児の平均−1SD以下，22％は−2SD以下であった．また，実在単語の読み能力が全く正常範囲内であるにもかかわらず非単語音読課題得点が低い子どもが5人存在した．このことからPDD患者は必ずしもdecodingレベルの読字能力が高いとはいえない．また，彼らのデータでは，定型発達児に比べて読解能力と単語・非単語音読能力との相関が高く，PDD児の読解能力の低さの一要因として読字能力の低さが関与していることも示されている．

Åsbergら[8]は37人の高機能広汎性発達障害（HFPDD）の半数以上が文章理解の成績が低かったことを報告している．さらに，decoding能力の評価として用いたwordchains test（単語を空白なく連続的に印刷し，被験者に単語と単語の境目に印をつけさせる検査）得点は文章理解能力との間に強い相関が認められ，文章理解の成績が低いサブグループでのwordchains testの成績は著しく低かった．このことから，Åsbergらは従来主張されることが多かったPDD児は文章理解が低い一方で読字能力は高いとする考え方に異議を唱えるとともに，Nationらと同様にPDD児の文章理解の悪さの基盤としてdecoding能力の低さが関与している可能性を指摘した．

Whiteら[9]は単語と非単語の読み，および，綴り課題を用いて22人のHFPDD児の識字能力を評価し，IQの影響を除外しても9人の識字能力が低いことを報告している．

対象として選ぶPDDの診断条件や，用いる識字能力の評価法によって，PDD患者における読字障害の頻度は大きく変わる可能性が高い．しかし，現時点で判明している範囲では上記のようにPDD児は読解能力が低いということは多くの研究者の一致した見解のようである．さらに，読解能力だけではなく，読字の問題，特にdecoding能力の障害が併存する子どもの割合は決して少なくないと思われる．

2）hyperlexiaについて

先にも述べたように，PDD児の1つの特徴としてhyperlexiaの存在が強調されてきた．hyperlexiaの確立した定義はないが，単語の読み能力が，読解能力や全般的認知能力を大きく超えた状態であるということは，多くの研究者に共通している[10, 11]．hyperlexiaとされる患者の多くでは，特別な訓練を受けることもなく幼児期早期から文字を読みはじめる読字の早熟性や，文字に対する強迫的ともいえる興味も特徴とされている．

PDD，あるいは自閉症スペクトラム障害（autism spectrum disorders）患者ではhyperlexiaの頻度が高いことは多くの研究者が認めるところである．とはいえ，PDD患者の中でhyperlexiaの頻度は5〜10％程度と考えられており[11]，著しく高率ではない．

PDD児であってもhyperlexiaの頻度はさほど高くないうえ，PDD以外の障害をもつ子どもや，何ら障害のない子どもでもhyperlexiaの報告がある．したがって，hyperlexiaはPDDに特異的なものではない．ただ，PDD患者に認められる全体よりも部分に注目し特定のことに熱中しがちな特性や，良好な機械的記憶力などはhyperlexiaの状態を形成しやすい条件となっている可能性がある[10, 11]．

b 病態

一般的なディスレクシア患者において音韻認識の障害が存在していることは，多くの研究者の間で広く意見が一致している[12]．また，音韻処理能力の問題以外にも，大細胞系視覚経路の障害[13]や時間的に速い変化を伴う感覚刺激の認知に関する問題[14]，あるいは小脳機能の障害[15]などが指摘されてきた．PDDの読字困難に関しては，その発症機序を詳細に検討した研究はほとんどない．唯一，Whiteら[9]は定型発達児やディスレクシア患者とともにPDD児の音韻処理能力，聴覚認知，視覚的運動検出能力，および，運動能力を検討している．その結果，読字能力を予測することができたのは音韻処理能力だけであり，感覚運動障害の有無は読字能力とは無関係であった．

Whiteらの検討のみから推測するとPDDに伴う読字困難であっても，発現要因として音韻処理障害が最も重要であり，一般的なディスレクシア患

者の病態と変わらない可能性が高い．これを前提にすると，PDD に伴う読字困難への対処としては一般的なディスレクシアへの治療教育が有効と思われる．ただ，hyperlexia 発現においても関与が指摘されている細部への注目や良好な機械的記憶力など，PDD 本来の特性を利用した指導を考える必要があるかもしれない．また，PDD 児全般に指摘されている言語理解の困難さにも並行して配慮する必要があるだろう．

プラスワン　岡山大学小児神経科の調査

a｜広汎性発達障害（PDD）児の読字能力

わが国で PDD 児の読字能力についての研究は筆者らの調べた限りでは見当たらない．そこで，筆者らは岡山大学小児神経科を受診した，6〜14 歳までの精神遅滞のない PDD 児 14 例（女児 4，男児 10；Asperger 7，PDD-NOS 7）を対象に読字能力を評価した[16]．単音連続読み検査[17]，有意味および無意味単語速読検査[18]，および，単文音読検査[19] を用いて音読時間を評価し，小林ら[20] の定型発達児データの平均値よりも音読時間が 1.5SD 以上の検査が 2 つ以上，または，2SD 以上の検査が 1 つ以上ある場合に読字困難例とした．その結果，64% の患者が読字困難例と判定された．なお，対象の 14 例は初診時の主訴として読み書きの困難さを訴えた患者を除外してある．したがって，日常の主たる問題が読字能力以外のことであっても，PDD 患者では読字に問題がある可能性が高いといえ，臨床的に留意すべきである．

b｜PDD 児の hyperlexia 頻度

hyperlexia に関して，岡山大学小児神経科を受診した精神遅滞のない 7〜15 歳までの PDD 児 17 例（女児 3，男児 14；Asperger 8，PDD-NOS 9）について，統語理解の指標としての Token test 得点と聴覚言語理解力の指標として WISC-III の下位検査である理解得点を検討した．17 例中音読速度で評価した音読能力には問題がない子どもが 7 人いた．そのうち 1 例は音読能力が良好にもかかわらず理解得点が低く，かつ，Token test 得点も低かった．すなわち，PDD 自検例 17 人中，hyperlexia に該当する可能性があったのはこの 1 例のみであった．

c｜教師の認識

先に示した岡山大学小児神経科を受診した精神遅滞のない PDD 児 17 例のうち，15 例に対して LDI[21] を用いて担任教師の認識を検討した．LDI は「聞く」「話す」「読む」「書く」「計算する」「推論する」の 6 尺度から構成され，これに「行動」「社会性」の 2 尺度が加わる．各尺度の粗点合計からパーセンタイル段階（PL）を求める．PL 1（50 パーセンタイル未満）は「つまずきなし」，PL 2（50 パーセンタイル以上 75 パーセンタイル未満）は「つまずきの疑い」，PL 3（75 パーセンタイル以上）は「つまずきあり」と評価される．

15 例中，音読速度で評価した音読能力に問題がある読字困難例は 8 例であった．この 8 例の「読む」では，PL 3 がなく，PL 2 が 2 例に過ぎなかった．8 例の平均 PL は 1.3 で，非読字困難例 7 例の平均 PL 1.1 に比べて差はなかった．読字困難例のほうが非読字困難例より高い傾向であった尺度は「書く」であり，読字困難例 7 例のうち PL 3 が 3 例，PL 2 が 1 例で，平均 PL が読字困難例は 1.9，非読字困難例は 1.3 であった．また，「行動」においても同様で，平均 PL が読字困難例は 2.0，非読字困難例は 1.3 であった．

PDD には高率に読字困難を合併すると考えられるが，LDI の結果から考察すると，教師がこの問題に気づいていない場合が多いと思われる．読字困難例に書字困難を指摘されている例が多いことは，教育現場で生徒が音読する機会が少なく，書字による評価が中心になっていることを反映しているのかもしれない．また，非読字困難例に比べて，読字困難例における「行動」の PL が比較的高いことも興味深い．読字や書字の困難さが，学校生活における行動に影響を及ぼしている可能性がある．

PDD に合併する読字障害を早期に発見し，適切な支援を行うことが重要である．また，識字能力が高まることは，PDD 児の全般的な行動面の問題を改善させることにも大事なことである．

*　　　*　　　*

文献

1) Kaplan BJ, et al.: The term comorbidity is of questionable value in reference to developmental disorders: data and theory. J Learn Disabil. 2001; 34: 555-565
2) Pennington BF: From single to multiple deficit models of developmental disorders. Cognition. 2006; 101: 385-413
3) Chiang HM, et al.: Mathematical ability of students with Asperger syndrome and high-functioning autism: a review of literature. Autism. 2007; 11: 547-556
4) Mayes SD, et al.: Frequency of reading, math, and writing disabilities in children with clinical disorders. Learn Individ Differ. 2006; 16: 145-157
5) Minshew NJ, et al.: Academic achievement in high functioning autistic individuals. J Clin Exp Neuropsychol. 1994; 16: 261-270
6) Frith U, et al.: Reading for meaning and reading for sound in autistic and dyslexic children. Br J Dev Psychol. 1983; 1: 329-342
7) Nation K, et al.: Patterns of reading ability in children with autism spectrum disorder. J Autism Dev Disord. 2006; 36: 911-919
8) Åsberg J, et al.: Basic reading skills in high-functioning Swedish children with autism spectrum disorders or attention disorder. Res Autism Spectr Disord. 2008; 2: 95-109
9) White S, et al.: A double dissociation between sensorimotor impairments and reading disability: A comparison of autistic and dyslexic children. Cogn Neuropsychol. 2006; 23: 748-761
10) Nation K. Reading skills in hyperlexia: a developmental perspective. Psychol Bull. 1999; 125: 338-355
11) Grigorenko EL, et al.: Annotation: Hyperlexia: disability or superability? J Child Psychol Psychiatry. 2003; 44: 1079-1091
12) Shaywitz SE, et al.: Dyslexia（specific reading disability）. Biol Psychiatry. 2005; 57: 1301-1309
13) Stein J, et al.: Controversy about the visual magnocellular deficit in developmental dyslexics. Trends Cogn Sci. 2000; 4: 209-211
14) Tallal P: The science of literacy: from the laboratory to the classroom. Proc Natl Acad Sci USA. 2000; 97: 2402-2404
15) Nicolson RI, et al.: Developmental dyslexia: the cerebellar deficit hypothesis. Trends Neurosci. 2001; 24: 508-511
16) 岡　牧郎，他：広汎性発達障害（PDD）と注意欠陥/多動性障害（AD/HD）に合併する読字障害に関する研究．脳と発達．2009; 41: S198
17) 若宮英司，他：読字困難児のひらがな単音読字能力の検討．小児の精神と神経．2006; 46: 95-103
18) 橋本竜作，他：小児の単語速読検査の作成の試み－小学3年生男児を対象とした信頼性と妥当性の検討－．脳と発達．2008; 40: 363-369
19) 葛西和美，他：日本語dyslexia児の基本的読字障害特性に関する研究．小児の精神と神経．2006; 46: 39-44
20) 小林朋佳，他：学童におけるひらがな音読の発達的変化：ひらがな単音，単語，単文速読課題を用いて．脳と発達．2010; 42: 15-21
21) 上野一彦，他：LDI-LD判断のための調査票．東京，日本文化科学社，2005

（荻野竜也，岡　牧郎）

I章 特異的読字障害

1 成人例の特徴

1 成人領域におけるディスレクシア（読字障害）の評価法

現在，dyslexia（ディスレクシア）の標準化された包括的検査法は，わが国には存在しない．成人の場合は，後天性の言語障害である失語症の検査として，聞く・話す・読む・書くの言語の4側面が評価できる検査がある．たとえば，広く使われている標準失語症検査（SLTA），WAB失語症検査（日本語版）などである．これらの2つの検査は，失語症の有無の鑑別診断に使用される包括的検査であるが，読むことのみが低下を示すか否かで，ディスレクシアか否かの鑑別も可能となる．これに加え，全く発想の異なる検査として，SALA失語症検査（Sophia analysis of language in aphasia）[1]がある．SALAは，失読の研究が進んでいるイギリスで1992年に開発されたPALPA失語症検査（Psy-

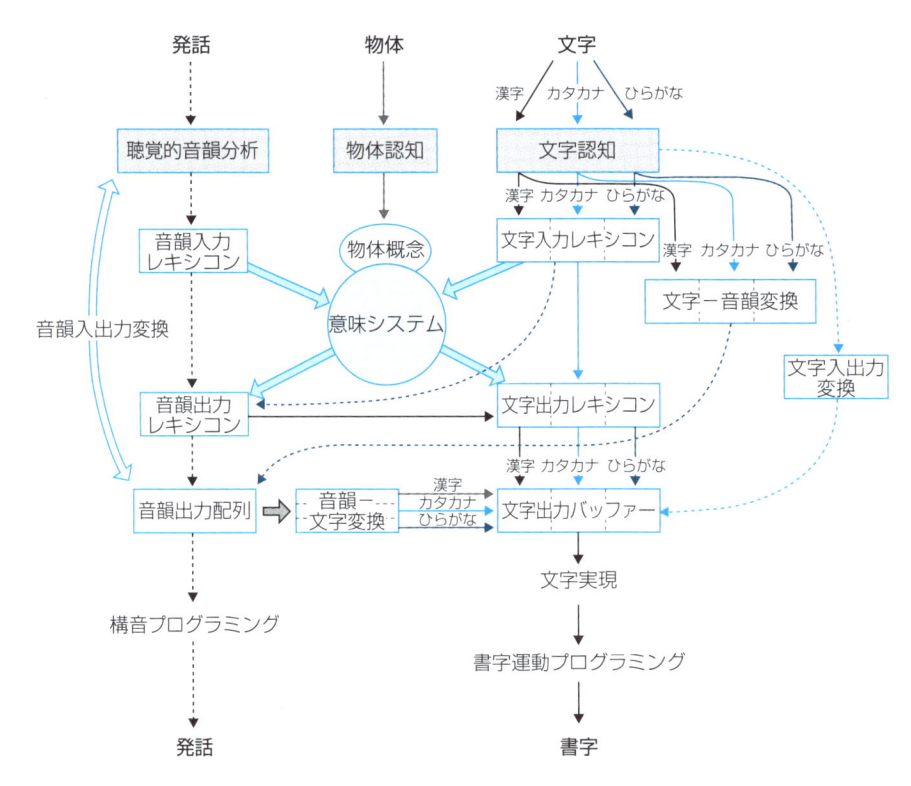

図1 認知神経心理学的な単語の情報処理モデル
（藤林眞理子，他：SALA失語症検査．−Sophia analysis of language in aphasia−．千葉，エスコアール，31, 2004）

表1　ディスレクシアの発達の様相

1. もともと言語発達の遅れがなく，活字に触れる機会の多い環境にあって見かけ上読めるようになったように見える子ども．しかし，decoding は相変わらず遅い．
2. decoding の苦手さが続き，知識の広がりがなく知的レベルの差が拡大していく子ども．
3. 初期言語発達に遅れがあり，難しい語彙の獲得や sight word vocabulary（視覚的語彙）形成ができず，徐々に読めなさが増す子ども．

（Grizzle KL: Developmental dyslexia. Pediatr Clin N Am. 2007; 54: 507-523）

cholinguistic assessments of language processing in aphasia）の日本語版である．言語情報処理過程のモデル（図1）に基づいて，失語症の症状を認知神経心理学的に分析することができる検査である．このモデルでは，読みは文字認識→文字入力レキシコン→意味システムの順に処理されるが，仮名文字は文字―音韻変換を経るとされる．すべての項目を全問施行する必要はなく，症状の解明に必要な部分だけを抜粋して用い，情報処理経路のどの部分に機能的障害があるのかを特定し，障害発現機序を推定することができる点に特徴がある．

実際にはディスレクシアの評価は，成人の場合であっても，Shaywitz[2]も述べるように，数種類の評価を組み合わせて様々な側面を総合して行われる．知能検査に加え，次節の症例紹介で述べるような各種検査，および音読の特徴として未知の単語を読むときに苦労する，読みがたどたどしい，練習しても読みが熟達しない，などの観察から判断する．

❷ 成人のディスレクシアの様相

発達性読み書き障害あるいは発達性ディスレクシア（developmental dyslexia；DD）は，発達の様相から3タイプに分類される（表1）．

ディスレクシアの重症度は，正常の下限に位置する軽度から重度まで幅があるが，障害自体が重度であっても知的能力が高ければ，自分なりの方略で苦手さをカバーして社会的に成功している人も多い．以下に，障害の程度が異なる症例を3例あげ，支援のあり方とコーピングについて検討する．

症例A（重症例）　初回面接時 35 歳，女性

●主　訴：本や文字が読めない．
●病　歴：幼少時の頭部外傷等の既往歴はない．音声言語の発達に遅れはなかったが，小学校に入学後もひらがなの読みの学習が極めて困難であった．ひらがなの「く」と「へ」，「や」と「か」，「ら」と「う」などを見間違えることがあった．姉が音読する教科書の文章を覚えてしまい，いかにも音読しているかのように言うことができた．音読が苦手なのは自分の努力が足りないせいであると思い，何百回と練習したが読めるようにならなかった．学業成績は，教科のテストではなんとか点を取ることができる程度であり，体育や美術等の実技系はよかった．中学校からミッション系の私立中学校へ進学し，そのまま高校へ進学したので高校受験は経験しなかった．英語の学習は一貫して非常に困難であった．一方でスポーツは得意だったので，女子サッカーの選手となりクラブ活動に熱中した．大学はマークシート方式の受験校を選んで合格し，卒業後専門学校に進学して理学療法士の国家資格を取得し，現在は仕事に従事している．運転免許証も取得している．

●検査評価：

・WAIS-R 成人知能検査：VIQ100, PIQ107, 全IQ104 で，知的障害は認められなかった．動作性下位検査の「符号」の評価点は5で，誤りは認められないものの作業速度の遅延が評価点の低さの原因となった．

・TK 式読み能力診断検査[3]：小学3年生〜中学1年生対象の本検査では，読み能力偏差値は29以下であり，明らかに読み能力の低下が認められた．

・SLTA 標準失語症検査：得点率では，「聞く」98%，「話す」99%，「読む」68%，「書く」100%，「計算」100%であった．これらの結果

から，読む側面にのみ低下が認められ，純粋な読字の障害があることが明らかになった．「読む」課題の低下は，短文および書字命令に従う課題での反応時間の遅延であり，時間を延長すれば誤りなく正答できていた．

・音韻意識：音韻意識は，一音一音を心的に操作する能力であり，読字の基盤となる音韻ワーキングメモリの一種である．ディスレクシアがある場合は，音韻意識課題の成績が低下することが知られている[4,5]．独自に作成した音韻意識課題での正答数は，音韻削除 12/12，無意味音節の順唱 6/6，逆唱 4/6（5モーラで誤りあり）であり，わずかに苦手さが認められた．

・ベントン視覚記銘検査：視覚的短期記憶検査であり，施行法A（即時再生），D（遅延再生）ともに満点で，視覚的短期記憶の問題は認められなかった．

・SALA失語症検査：認知神経心理学的言語モデル（図1）に従えば，以下のことが明らかになった．

①文字認識：漢字・ひらがなとも類似性の高い文字間で文字認識の反応遅延が認められる．特にカタカナは，類似性が高く反応が遅い．

②文字入力レキシコン：語彙性判断は，漢字単語は良好だが，ひらがな・カタカナ単語は反応時間の遅延が著しい．

③意味システム：語彙量および喚語力には問題はないが，親密度の効果が認められた．

④文字─音韻変換（decoding）：ひらがなを見てその文字の音韻を想起することは可能だが，反応時間の遅延が著しい（1文字2秒～9秒）．特にひらがな無意味単語は，音読開始が遅延した．また，ひらがな単語より漢字単語のほうが結果が良好であった．漢字単語には心像性と頻度の効果が認められた．読みを促通する空書（shreibendes Lesen）は認められなかった．

症例B（中等度例）　初回面接時43歳，女性

幼少時の頭部外傷の既往歴等はなく，言語発達の遅れもなかった．教育学を専攻し，大学院修士課程を修了した．現在は小学校に教員として勤務．ディスレクシアのことを知り，自分もそうではないかと思って相談に来た．

● 主　訴：英語が全く読めない．
● 病　歴：中学校の英語と世界史でつまずきを自覚していた．英語はカタカナを振らないと音読できない．世界史ではカタカナ単語を混同してしまい（アレキサンダー，アレクサンドロス，アウレリウスなど），新しい単語が覚えられなかった．緊張して負荷のかかる場面では，漢字単語の誤音読も観察された（定常的「じょうていてき」，限局性「きょくげんせい」）．

症例C（軽度例）　初回面接時51歳，男性

● 主　訴：本を読むのが遅い．
● 病　歴：小さい頃，逆さことば遊びができなかった．本を読むのが遅いという自覚がずっとあった．英語のプリント教材が苦手で，宿題をしていかないことがしばしばあった．理系の大学院修士課程を修了し，アメリカ留学を経験した．現在企業の役職者である．今でもカタカナ単語をよく読み誤ったり言い誤ったりする（ディスレクシア「ディスクレシア」，メタミドホス「メドミタホス」）．

*　　*　　*

3　支援のあり方とコーピング

学習障害の80%にディスレクシアがあるといわれる[2]が，学校教育において認知度はいまだ低く，残念ながら教員に気づかれないまま何の支援も受けられないことが多々あるのが実情である．

まずは，多くの人にディスレクシアを理解してもらう機会を作ることが重要である．

次に，症例から示唆される支援とコーピングについて述べる．症例Aは学童期には個別の指導を受けた時期もあったが，改善は認められなかった．つまり，伝統的な指導法である単なる繰り返

し練習は効果がなく，キーワード法などの別の方法での音―文字連合記憶の形成を支援する必要があったといえる．これをボトムアップとすれば，文脈から単語を推定したり，視覚的語彙を形成して読みのスピードアップをはかるトップダウン方略も身につける必要がある．その成功の鍵は，抽象的な語彙理解も含めた語彙力を高める指導であるといえる．普段教室でできる支援の例としては，教科書の漢字に読みがなを振る，白い紙に黒い文字は見にくいのでベージュ色の紙を使用する，テスト問題を読みあげる，テストの時間延長をする，等がある．現在では，コンピュータで読みあげ可能なデジタル教科書も作成されている．加えて，DAISYという国際的な支援機構が推進する本のデジタル化は，スキャナとパソコンがあれば，誰でも簡単にできる．学校では，教員がまずこのような支援スキルを身に付け，必要に応じて最新の機器や教材を使いこなし，また児童生徒には，特別扱いであるといわずにその使用を認めることが望ましい．

高等教育においても，ディスレクシアの支援は喫緊の課題である．試験時間の延長などはもとより，授業の録音や板書の撮影を許可する，ノートテイカーが補助する，学生自身が本をデジタル化できるようスキルを教えるなど，ハイテク機器の自在な利用と自立に向けた支援が必要であろう．

一方で，支援はハード面のみならず心理面に対しても重要である．DDがありながら社会的に成功している成人例に共通しているのは，自己有能感をもてる得意分野があり，自尊心を高く保ち続けていることである．症例Aの場合はスポーツに打ち込んで充実した大学生活を送ったが，美術や音楽など創造的な芸術領域に才能をもつ人も少なくない．得意領域で達成感をもち自分に自信をもつことが大切であり，それを支える環境の調整は支援の大切な一面である．また，自分ができないことを気軽に援助してもらえる友人がもてるようなコミュニケーション能力や連携力を育むことも，忘れてはならない側面であるといえよう．

文献

1) 藤林眞理子，他：SALA失語症検査．－Sophia analysis of language in aphasia－．千葉，エスコアール．2004
2) Shaywitz SE, et al.: Management of dyslexia, its rationale, and underlying neurobiology. Pediatr Clin N Am. 2007; 54: 609-623
3) 北尾倫彦：TK式読み能力診断検査．東京，田研出版．1984
4) 原　恵子：子どもの音韻障害と音韻意識．コミュニケーション障害学．2003; 20: 98-102
5) Goldsworthy C: Developmental reading disabilities. Second edition. New York, Delmar Learning. 2003

（石坂郁代）

プラスワン　特別支援教育の法律・制度

　特別支援教育とは，従来の特殊教育の対象の障害だけでなく，発達障害（LD，ADHD，高機能自閉症）を含めて障害のある児童・生徒の自立や社会参加に向けて，子ども一人一人の教育的ニーズを把握して，そのもてる力を高め，生活や学習上の困難を改善または克服するために，適切な教育や指導を通じて必要な支援を行うものである[1]．すなわち，ここにおいて，LDが特別支援教育の対象と明確に位置づけられた．

　この「特別支援教育」について，文部科学省は平成13年10月に特別支援教育の在り方に関する調査研究協力者会議を設置して検討をはじめた．平成15年3月に「今後の特別支援教育の在り方について（最終報告）」[1]，平成17年12月に「特別支援教育を推進するための制度の在り方について（答申）」[2]をまとめ，平成19年4月施行の「学校教育法等の一部改正」[3]を行った．平成19年4月は，これまでの特殊教育から特別支援教育に大きく転換した法律・制度上の出発点といえる．

　特別支援教育の主な体制整備と取組みを一部抜粋すると，「個別の指導計画」，「個別の教育支援計画」の作成と活用，特別支援教育コーディネーターの指名，特別支援学校のセンター的機能などがある．

　従来の盲・聾・養護学校は特別支援学校，特殊学級は特別支援学級と名称が変わった．在籍する児童生徒の障害が重い，特別な教育的ニーズが高い場から低い場の順に並べると，特別支援学校，特別支援学級，通級による指導，通常の学級で配慮した指導である．平成19年5月1日時点の義務教育段階の小・中学校全児童生徒数1,079万人のうち，特別支援学校に約6万人（0.56％），特別支援学級に約12.4万人（1.15％），通級による指導に約4.5万人（0.42％），小計は約23万人（2.13％）であった．また，通常の学級に在籍しているLD，ADHD，高機能自閉症等の児童生徒数は推定約68万人（6.3％）であった．以下，LD児の指導の場について述べる．

1｜通級による指導

　LDがある児童生徒の通級による指導が明文化されたのは，平成18年4月1日施行の「学校教育法施行規則の一部を改正する省令」[4]で，"第6号　学習障害者"として規定されたことにはじまる．それに関連して，教育課程も改正され，標準年間指導時間は10単位時間（月1回単位時間程度）を指導の下限，280単位時間（週8単位時間程度）を上限とすることとなった．通級による指導の指導形態には，自校通級，他校通級，巡回指導があった．実際の指導時間は，小・中学生ともに週1，2単位時間が大部分であった．

2｜通常の学級で配慮した指導

　LDなど発達障害のある児童生徒の通常の学級における指導として，教員の適切な配慮，少人数指導や個別指導を行うチーム・ティーチングの活用，学習習熟度に応じた指導などの例があがっている．

3｜特別支援教育コーディネーターの役割

　特別支援教育コーディネーターは，学校内で担任への助言，担任とほかの教職員との調整，校内委員会の運営などを担当し，学校外には学校の窓口として，保護者，関係機関との連絡調整をすることなど，が期待されている．

愛媛県の通級による指導の現状

　愛媛県の特別支援教育要覧によれば，平成21年5月1日現在，通級による指導の学級数は，小学校で40学級，そのうち14学級が学習障害者，23学級が言語障害者を対象とするもので，中学校では6学級，そのすべてが学習障害者を対象とするものである．また言語障害者を対象とする学級の児童の一部も読字障害などの学習障害者であると推測される．ちなみに，愛媛県には小学校数は359校（1校あたりの平均学級数は10学級）であり，中学校は150校（1校あたりの平均学級数は10学級）ある．

文献

1) http://www.mext.go.jp/b_menu/shingi/chousa/shotou/018/toushin/030301a.htm
2) http://www.mext.go.jp/b_menu/shingi/chukyo/chukyo0/toushin/05120801.htm
3) http://www.mext.go.jp/b_menu/houan/kakutei/06040515/06061610/002.htm
4) http://www.mext.go.jp/b_menu/hakusho/nc/06050814.htm

（長尾秀夫）

トピックス

Williams症候群における学習のつまずきと支援の実際

A Williams症候群とは

　Williams症候群（以下WS）はエラスチン遺伝子を含む7q11.23部分欠失をもつ隣接遺伝子症候群で，心血管系の異常，特徴的な顔貌，精神発達遅滞が古典的症状とされている．
　近年，その認知能力の分野ごとのギャップが大きいことで注目を集めており[1,2]，脳科学を中心とした様々な学際的分野の研究も進む中，その責任病巣，病態も徐々に明らかになりつつある[1,3,4]．WS自体はその発症頻度は1/7,500から1/2万といわれており，それほど多くみられる疾患ではないが，この症候群の病態を明らかにすることは本症患者らにとって有益なだけでなく，ヒトの脳機能の解明に寄与したり，genotypeとphenotypeの関連を明らかにしたりするという副次的効果も伴う．また，さらに，責任病巣とその病態が比較的解明されている本症の知見は，様々な病態が混在すると想定される学習障害において，WS類似の症状をもつ一部のタイプに応用可能であり，その病態解明と療育への対応に寄与しうると考える．
　本項では，まず，Williams症候群の診断とその身体症状，遺伝学的検討に関する知見を概観した後，WSの典型例で認められる認知機能をその病態とともに紹介する．さらにその認知機能に基づいた療育アプローチを提唱し，それらが学習障害にどのように応用が可能かについて考察したい．

＊　　＊　　＊

1 遺伝子とphenotypeの関連

　7q11.23における1.5-1.8メガベースのおよそ25～28個までの遺伝子の欠失により起こるとされている．最も代表的な遺伝子はエラスチン遺伝子であるが，これはWSの特徴的な心血管病変にかかわることがわかっている．認知の症状についてはエラスチン遺伝子よりよりテロメア側の遺伝子の関与が推測され，様々に検討されている．ごく最近，Daiらは典型的な認知症状である視空間認知障害に*GTF2IRD1*が大きく関与していることを示唆した[5]．phenotypeとgenotypeのかかわりに関してはさらなる検討が望まれるところである．

2 身体症状

　WSは大動脈弁上狭窄を中心とする心血管系の異常，精神発達遅滞と後述の認知特性，妖精様と表現される特徴的顔貌に加えて，結合織病変に基づく症状（嗄声，ヘルニアなど）や行動，性格の特徴（人懐こい，不安が強い，多動であるなど）などから臨床的な診断がなされ，欠失範囲に存在するエラスチン遺伝子の検査プローブを用いたFISH（fluorescence in situ hybridization）法で確定診断がなされる．WSの場合，ほぼ全例でFISH法による診断が可能であるとされている[6]．
　その他合併する症状としては斜視，遠視，聴覚過敏，歯牙低形成，泌尿器の構造異常，関節拘縮，脊椎彎曲，カルシウム代謝異常，思春期早発などの内分泌異常などがあげられており，American

Academy of Pediatrics により身体的症状とそのフォローアップについてガイドラインが発表されている[7]．

3 認知特性

WS の認知特性としては以下のような点があげられる．

a 認知機能の分野ごとのギャップが大きい[3, 6]

比較的表出言語が流暢であり音楽が得意であるなど，聴覚にかかわる認知に優れ，その反面，視覚認知の一部の機能につまずきを示すことが多いとされている[2]．ただし，言語能力については初期の報告においては優れている点が強調されたが[2]，その後，表出は流暢であるものの，必ずしも言語の理解能力に関しては優れているわけではない[8]との見解に落ち着いている．また初期の言語発達は遅れることが多い．また，言語表出の前提とされている共同注意の発現も遅れるとされている[9]．音楽については，優れた能力を示し演奏活動に従事する患者もいる．必ずしもこのようなケース（例）ばかりではないが，おしなべて音楽を好み，得意であることが多いという臨床的印象をもっている．

認知能力のギャップが大きいことは心理検査の1つである K-ABC の認知処理尺度の下位項目のばらつきが大きいことで顕著に示される[10]．参考所見として，後述する患者プロフィール（表1）の K-ABC 認知処理過程下位項目の評価点を参照されたい．特に，「位置探し」が苦手であることが共通の所見として確認されている[10]．位置探しが他の下位項目と比して特異的に検出しうる能力は「空間配置」の能力であるとされている．

この認知機能のばらつきは視覚認知の領域内でも顕著であり，また，この領域は様々な研究がなされており，学習障害へ応用しうる知見に富んでいるため，次節4にて詳述する．

b 算数能力の特徴

数字を呼称することなどは比較的得意であるが，量の概念の形成は非典型的で困難を伴い，数

表1 縦断的経過観察を行いえた4名のWS患者プロフィール[16]

経過観察期間の年齢		ケース1 6歳4ヶ月～ 15歳3ヶ月	ケース2 4歳3ヶ月～ 12歳2ヶ月	ケース3 7歳11ヶ月～ 17歳0ヶ月	ケース4 11歳8ヶ月～ 18歳1ヶ月
性		男児	男児	男児	男児
心疾患		あり	あり	あり	なし
立体視	検査時年齢	14歳5ヶ月	11歳4ヶ月	16歳4ヶ月	17歳1ヶ月
	両眼視差	60"	200"	100"	400"
WISC-R WISC-III	検査時年齢	10歳3ヶ月	11歳8ヶ月	8歳3ヶ月	11歳8ヶ月
	P IQ	41	55	41	40
	V IQ	52	66	54	48
	F IP	41	57	41	40
K-ABC の 認知処理過程評価点	検査時年齢	12歳9ヶ月	11歳0ヶ月	8歳1ヶ月	11歳10ヶ月
	手の動作	10	11	5	1
	絵の統合	1	4	1	3
	数唱	3	9	5	3
	模様の構成	1	6	3	2
	誤の配列	1	10	4	2
	視覚類推	2	7	3	2
	位置探し	2	4	1	3
Benton facial recognition test （定型発達成人の正常値は41以上）		41（12歳2ヶ月）	41（9歳6ヶ月）	45（13歳4ヶ月）	46（14歳0ヶ月）

（Nakamura M, et al.: Pediatric Neurology. 2009 から許可を得て掲載）

学的能力のある領域の苦手さの原因となっているとされる[11]．臨床的にも，数を数えたり九九を覚えることは得意で，練習により単純な四則計算は可能なことも多いが，数の概念を必要とする実際のお金の計算などにはつまずくことが多い．またこの量の概念の低形成は頭頂葉の機能不全とかかわると考えられている[11]．

c 性格的特徴

ときに「過度のなれなれしさ」と表現される，他者に対する親近感の強さがある[12]．これらの特徴は幼小児期にはポジティブな特徴として周囲に受け入れられることも多いが，長ずるにつれて，はじめての人に何度も話しかけて奇異に思われたりすることも多く，この傾向は社会適応の面で問題になることも多い[13]．また，不安や恐怖を感じることも強いとされ，WS患者の特徴の1つとされている[14]．

4 視覚認知領域内のギャップ

視覚認知の領域内においても能力のギャップが顕著であり，視空間認知が特に苦手であることが特徴とされている．この視覚認知におけるギャップは，色，物の形，顔などの視覚認知腹側経路の機能に比べて，運動視，位置，三次元知覚にかかわる背側経路の機能がより障害されているためであると考えられている[1, 10, 15]．

Atkinsonらは動きの方向を検出する能力と形の変化を検出する能力を心理物理実験によりコントロールと比較し，WSにおいては形の検出は定型発達者と大きな違いを認めなかったものの，動きの検出は大きく劣るものが多いことを示して，腹側経路に比し背側経路の障害が強いことを示した[15]．また，格子状に並べた点の間を結ぶ線を模写する課題で，点が黒い場合にはどの点を選んだらよいかがわかりにくく模写ができない場合でも（背側経路の障害），点を彩色することにより（腹側経路の機能），課題の遂行が可能になる所見[10]

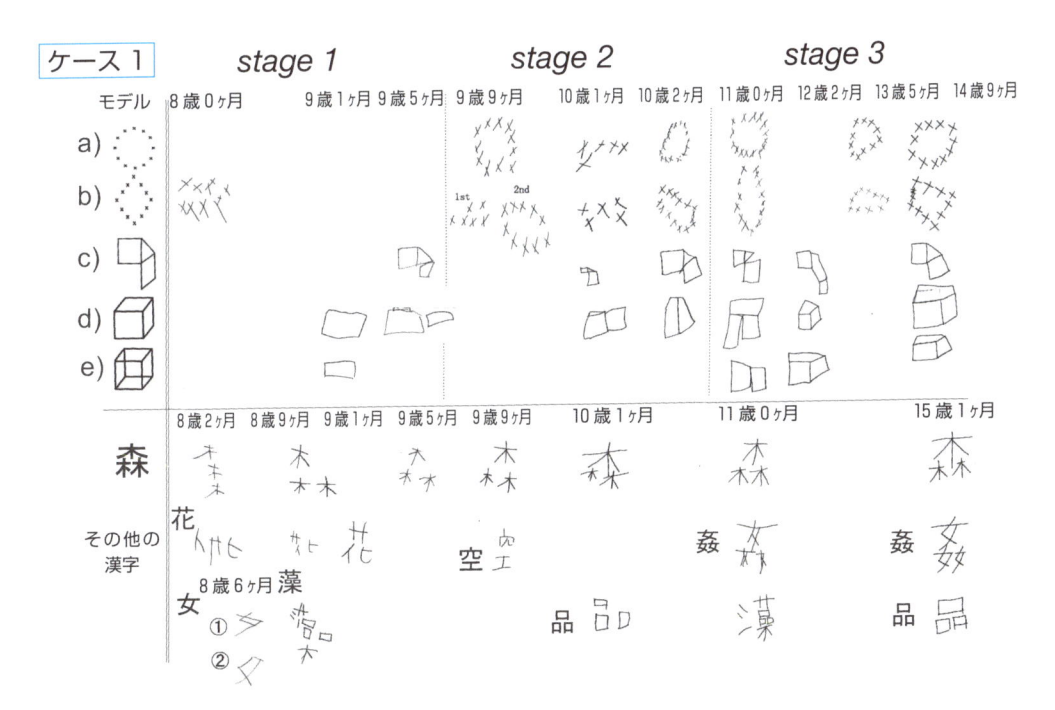

図1 ケース1の模写課題（図形と漢字）の発達的変化[16]
①「女」の模写の際に，く，ノ，一のパーツ練習前の書字の様子
②練習後の書字を示す
（Nakamura M, et al.: Pediatric Neurology. 2009 から許可を得て掲載）

も報告されており，腹側経路に比して背側経路の障害が強いことを示唆するものといえる．

腹側経路については比較的保たれているとされている．顔の認知にかかわる機能については，通常の心理学的テストでは良好な成績を示す[16]（後述，表1の患者プロフィールのうち Benton facial recognition test の結果を参照）が，倒立顔の知覚については必ずしも定型発達者と同様ではないとする報告もあり，今後の検討が必要な段階である[17]．

背側経路の障害の症状の中でも特徴的に表れる症状として，特に構成機能を含めた視空間認知の障害があげられる．構成とは「ある物体をパーツのセットとしてイメージし，それらのパーツからその物体の複製を作ること」とされており，図形の模写もその代表的な例である．WS 患者では，×印でできた菱形モデルの模写をした場合，細かい構成要素（×印）は模写できても，それらを適正に配置して大きな形を形作れないという所見を経過中に認めることがある[10, 16, 18]．筆者はこれを便宜的に stage 1 と称している（図1, 2 の stage 1）．

また，ブロックを模倣して積むことも苦手である場合が多く[16]，描画においてもドアと窓のある家を描く際，個々の構成要素であるドアや窓が家の建物の外に描かれたり，自転車の絵を描く際，サドルやハンドル，ペダルなどの要素が，組み合わされずばらばらに描かれたりする[2]．これらは前述の「空間配置」の能力の低さを検出したK-ABC の所見[10, 16]と矛盾しない．

5 視覚認知特性の責任領域の解明

以上の視覚認知機能の病態が脳の解剖学的構造との関連のもとに解明が進んでいる点で，WS の知見はより有用であるといえる．背側経路は第一次視覚野から主として頭頂葉に，腹側経路は主として側頭葉に向かう経路であるが，近年，WS においては背側経路の中でも上頭頂小葉（superior parietal lobule，SPL）[3]や頭頂間溝（intraparietal sulcus，IPS）[4]のボリュームが減少していることが確認された．また，機能的にもその部位の活動の

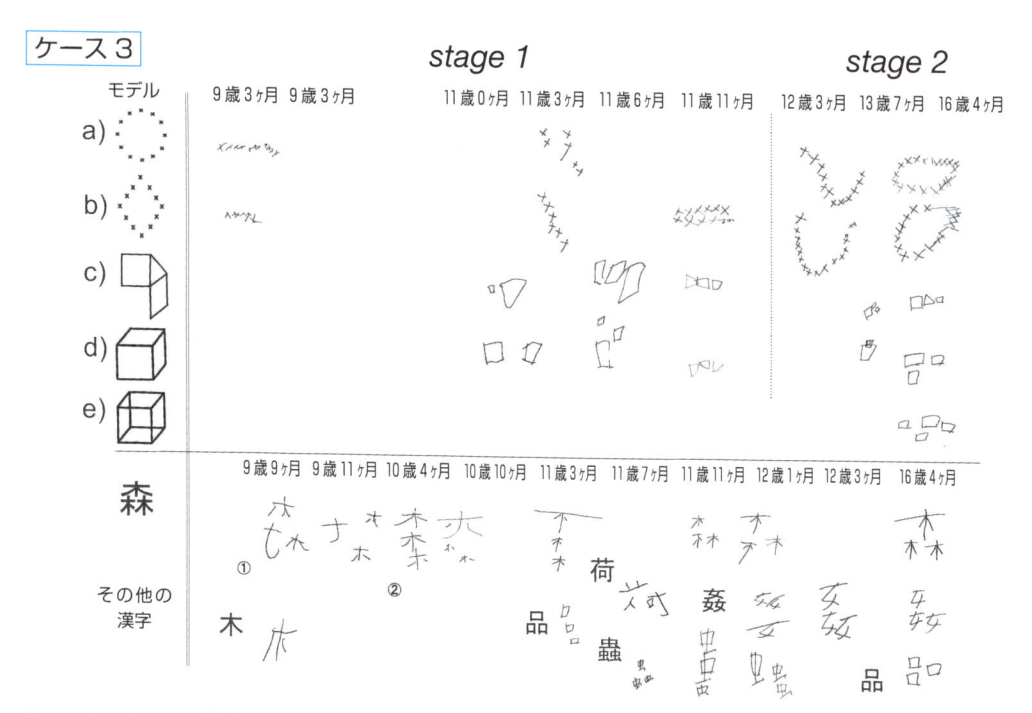

図2 ケース3の模写課題の発達的変化[16]
①木という字を習う前の森の模写
②木の書字が可能になった時点での森の模写
（Nakamura M, et al.: Pediatric Neurology. 2009 から許可を得て掲載）

低下がfMRIを用いた検討により確認されている[4]．さらに，典型的な視空間認知障害の症状を示しながら，運動視知覚が神経生理学的にも心理物理的にも健常成人と変わらないことが証明された例も報告されている[19]．これは，背側経路のうち，運動視にかかわる部位の障害はWSにおける視空間認知障害の発現に必ずしも必須でないことを示し，それ以外の，位置や三次元などの（SPLやIPSにより関連が深い）視空間認知にかかわる部分のより強い関与が推測されるものである．

これらの所見は高次脳機能の観点から，発達経過中の脳において比較的限局したある領域の障害と症状との関連を推定しうるものであり，学習障害をはじめとする他疾患への寄与は大きいと考えられる．

B 支援の実際

1 学童期における漢字模写の観察

これらのWSにおける視覚認知の特徴は，わが国における学齢期に達した患児らの日常生活では，漢字の練習場面であらわれる[16,18]．森という字の模写で，「木が3つで森」とわかってもその木を適正に配置できないという所見が，上記図形模写において細かい構成要素は模写できるが大まかに配置することができない段階に一致して出現する（図1，2）．

しかしながら，これらの所見は，特徴的ではあるが必ずしもずっと存続する所見ではない．筆者らは4名のWS患者（プロフィールは表1）について，図形模写，漢字模写を縦断的に観察する機会を得た[16]．そのうち2名の結果を示す（図1，2）．これら縦断的観察によると，前述した，細かい構成要素は模写できるが大まかに配置することができないという所見も，症例によりペースは異なるが，成長に伴い，改善がみられることが多いことがわかってきた[16]．漢字模写のつまずきも，多くの場合，二次元図形の模写が改善し大きな形の区別をつけて模写できるようになるにつれ，森をはじめ同様の配置の必要な，品，蟲などの漢字の模写も可能になってくる．大まかな形の再現（global processing）が可能になった段階で漢字模写も可能になるものと考える．

一方，より年少で，構成要素である各パーツに注意が向かない段階では，全体の模写がむしろ上手である所見も確認されている[16]（図1，2の①，②）．これらの所見からも，細かい構成要素に意識が向かわず大まかな形の把握がよりしやすい段階で，漢字の模写がより容易である可能性が高いことが示唆される．

なお，二次元に比べて三次元図形の模写はより困難で，青年期になっても三次元図形の模写ができない例は多い[16]．

2 認知特性をふまえた対応

a 症状としてどのような所見があるかを確認する

WISCなどの知能検査，図1，2で示した模写課題，言語発達検査，Frostig（フロスティッグ）視知覚発達検査，K-ABCの認知処理過程などとともに，絵や字の作品やドリルなど，なるべく多くの情報を集め，視覚認知背側経路の障害を念頭に置きつつ得意，不得意の領域に着目してその症状を検討する．可能ならその他の神経心理学的検査（Bentonのblock construction test, facial recognition test）なども加えるとよい．K-ABCは評価点のギャップを一目瞭然に表示できることが多く，保護者や教師ら周囲の大人の理解を得やすい．WSにおいては極端な能力のギャップ，特に流暢な言語のために，他の領域ができないことが理解されにくく，「サボっているのではないか」という誤解すら受けることがある．またその逆の誤解もありうる．認知能力のギャップが大きい疾患であることを周囲がまずしっかり理解して接することが，患児らの自尊心の維持のためにも適正な療育のためにも重要な第一歩であると考える．

b　得意な機能で不得意を補う

上記 a で確認した得意・不得意領域のうち，得意な領域（たとえば聴覚にかかわる機能や視覚認知腹側経路の機能）の機能で不得意な領域（たとえば視覚認知背側経路の機能）を補う方法を工夫する．

視覚認知に関していえば，前述の点と点の間を結ぶ線を模写する課題で，点を彩色することにより課題の遂行が可能になったことは，苦手な背側経路の機能に対し，色の認知という腹側経路の機能による補完が奏効した例といえる[10]．

日常生活においても，幼児に対し，物を置く場所を指示する際，「棚の上」とか，「真ん中のフック」といっても，上下，左右，真ん中などの位置関係，およびそれを表す言葉がわかりにくく戸惑うことがある．代わりに「赤いかごにおいてちょうだい」とか「ライオンのマークのところにかけて」というほうが，色や形を認識することは比較的得意であることから通じやすい．このように得意な機能を使って不得意な機能を補うことを念頭に置くことにより，具体的対策が可能となり，親子のストレス軽減という点でも有効である[18]．

3　漢字書字への介入

介入の具体的方法として，学童期において背側経路の障害に関連して問題になりやすい漢字学習について，時期，方法の考え方を示したうえで，実際の検討事例を紹介する[18,20]．

a　介入時期

×でできた四角や丸の模写ができない段階に一致して漢字模写が困難であり，それらの二次元図形の模写の改善に伴って漢字模写も可能になってくる場合が多いことは既に述べた．時間の経過によりできるようになるのであれば，「待っていればよい」という考え方もありうるが，困難な時期が学齢期と一致することが多いこと，比較的長期間続くこと，青年期に至っても顕著な改善がみられないことがあることも確かである[16]（図1, 2）．より有効な学習法を利用する，つまり得意な方法の手助けを借りて，課題に対する成果をあげることは患児のストレスを減らすうえでも有用であり，それにより漢字の獲得が早い段階で可能となることから，二次元図形の模写に困難を伴う段階での早期介入が望ましいと考える（図1, 2における stage 1 または 2 の段階）[18,20]．

b　介入方法

書字の学習法として一般的な方法，たとえば，部首を覚えて構成要素を組み合わせるというプロセスに則って各パーツを練習させることは，パーツへの意識を高めることになり，前述のごとく，WS 患者にはあまり有効でない[18,20]（図1の①，②）．

WS の認知特性にマッチした工夫をすることにより，より課題に取り組みやすくする介入法が望まれるところである．ここではまず，比較的得意な腹側経路の機能である色を利用する方法についての試みを紹介する．

筆者らは従来の臨床的知見に加え[18]，最近，二次元図形ならびに漢字の模写に困難を示す 4 名の WS 患者において色を用いた介入を試み[20]，以下のような暫定的見解を得ている[18,20]．

色の応用を考える場合において，各パーツを練習するという従来の学習法の延長線上の方法である，それぞれの要素を色分けして強調して認識させる方法（図3 C-1 の㋐）を考えやすいが，これは効果的でないことが多い[18,20]．個々の構成要素に注意をひきつけることになり，個々の要素を組み合わせて構成することがしにくいという特性（上述）を考えるとそれを助長することになってしまうからであろう．むしろ視空間認知障害，言い換えれば「構成のしにくさ」に配慮し，各パーツを「どこに配置するか」に関して色の補助を加えてわかりやすくすること（図3 C-2 の㋑や C-3 の㋒）が奏効するものと考えられる[18,20]．

具体例として，ここでは同様の結果を示した WS の小学 3 年男児を示す．

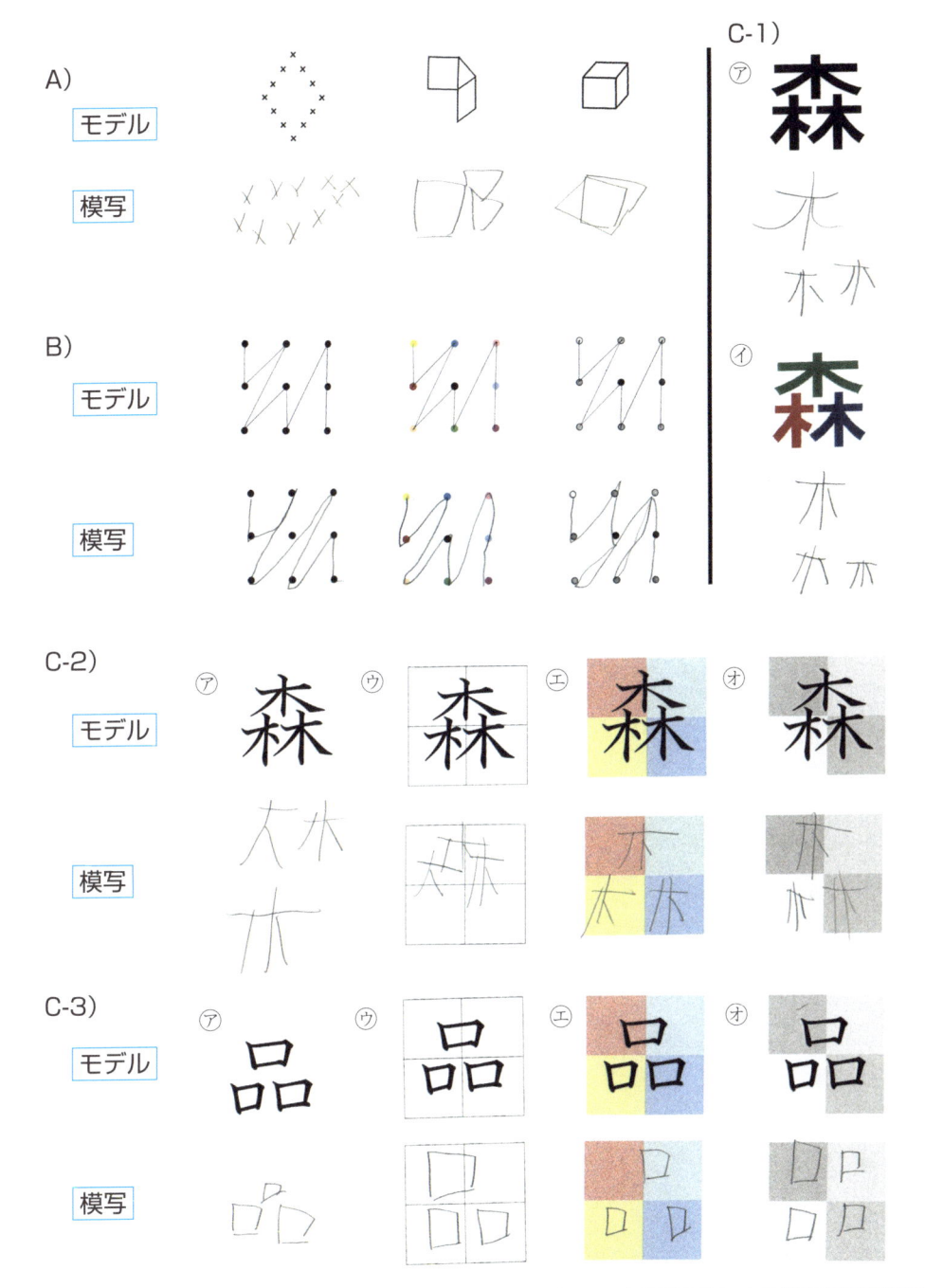

図3 9歳のWS患者に対するA)図形模写 B)点間の間の線の模写 C)各種方法による漢字模写の結果
A) ×でできた四角の模写において，細かい構成要素である×は模写できるが，大まかな形をきれいに作ることができない
　2D：それぞれの図形の配置がうまくできない
　3D：立体的に見えるような模写が全くできない．
B) 点と点の間の線を模写する課題
　点が黒いときは模写が不完全であるが，モデルと回答用紙の点に色がつくと模写が改善する．次にその彩色した点をグレースケールに変えると再び失敗する．色があることが課題の遂行にプラスに働くと考えられた．
C-1)：漢字の構成要素を色分けする方法④では改善がみられない
C-2)，C-3)：下地をカラーで色分けしたもの㋓では改善がみられるが，枠だけ㋒または下地をグレースケールにしたもの㋔は改善があまりなかったり，単純な模写よりも模写が悪化する場合がある．なお，C-1)とC-2)は別の日に実施している．

症例　小学3年生，男児

8歳7ヶ月時のWISC-III検査でFIQ42，PIQ48，VIQ47を示し，「細かい構成要素の模写はできるが大まかな形の配置が不完全」な二次元図形の模写に困難をもつ段階（図3A）にあった．色の情報が加わることにより線の模写がしやすくなることを確認したうえ（図3B）で，以下の介入方法により漢字模写を試み，成果を比較した（図3 C-1, 2, 3）．

■単純な模写（㋐）

いくつかの漢字の模写を行い，模写がうまくいかない漢字について，刺激の提示と模写画面の方法を以下のように変えてそれぞれについて検討した．
・構成要素を色分けした字を通常の紙面に模写する（㋑）．
・枠の中に提示された漢字を回答紙面の同様の枠の中に模写する（㋒）．
・4種類に色分けされた下地のある枠の中に提示された漢字を回答紙面の同様に彩色された下地をもつ枠の中に模写する（㋓）．
・㋓課題の彩色をグレースケールに変換した下地のある枠の中に提示された漢字を，回答紙面の同様の下地をもつ枠の中に模写する（㋔）．

試みた㋐〜㋔の各方法において，色分けした下地の場合，㋓にのみ改善の傾向を認め，少なくとも結果の悪化という逆の効果は認めなかった．

前述の4名のWS患者についても同様の結果を示した[20]．これらのことから，二次元図形の模写に困難をきたす段階のWS患者の漢字書字の練習にあたり，得意な色を用いて，「どこに配置したらよいか」をわかりやすくし視空間認知の能力を補う㋓のような介入法を用いることは試みる価値のある手段であると考えられた．

*　　　*　　　*

また他の学習手段として，なぞり書きがある．永井らはWSをもつ成人ならびに小児での検討において，図形の模写と比較してトレース（なぞり書き）をすることが比較的得意であることを示している[21]．

日常診療においても，現実的な解決手段として，各家庭や学校で，漢字ドリルのなぞり書きを何度も繰り返すことにより漢字を習得していくことをしばしば経験する．なぞり書きを何度も繰り返すことにより，部首に分けることなく「全体として」その漢字の形を覚える練習を積むことで，書字が可能になっていくためであろうと考える．

前述の色を用いた筆者らの検討は，これらの努力に加えて漢字学習へのよりわかりやすい導入を促す方法として試みたものである．

WSへの学習介入法は緒についたばかりである．さらなる検討と，個々の児の実情に合わせた柔軟な実践が望ましいと考える．

4　学習障害および他疾患への応用

欧米における報告によれば，学習障害の80%は読字障害が占めるとされている．その原因として現在強調されているのは音韻認識（phonological awareness）等の問題であるが，視覚認知の背側経路と深くかかわる大細胞系の障害との関連も指摘されている[19, 22]．

また，読字障害以外の学習障害に関しては，読字障害と原因を異にするであろうと推測される書字障害[23]，早産児における学習面での問題等[24, 25]が様々に指摘されている．特に，spastic diplegiaを伴う早産児の中にはWSと類似の構成障害をもつケースがある[24]．ほかにも脳室周囲白質軟化を伴う早産児において視空間認知，運動，注意，実行機能の障害の症状があることを示し背側経路とその連絡経路の障害を示唆している報告[25]など，学習障害における背側経路の障害の関与を示唆する報告が認められる．

これらのことから，ある一群の学習障害においては，発症機序は仮に異なっても結果としてWSに類似する背側経路の障害が主たる原因として症状をもたらしている可能性は十分に考えられる．

さらにBraddickら[26]も，上述の，動きの方向を検出する能力と形の変化を検出する能力を検出する検査法[15]で検出される運動視知覚の発達の不全が，異なる病因の疾患群に共通して観察されることから，この機能が発達途上において共通して障害を受けやすい性格をもつ可能性があることを示唆し，運動視知覚は背側経路の機能を代表することから，dorsal-stream vulnerability（背側経路の脆弱性）という概念を提唱している．

以上より，学習障害児では個々の得意不得意領域を詳細に検討することにより背側経路の障害が示唆される場合には，WSにおける療育アプローチを応用する価値があるのではないかと考える．また，今後，数の概念，対人関係の発達にかかわる知見も加わるにつれ，学習障害のみならず，より広範囲の発達の障害に対しWSの知見が様々に応用できる可能性があると考える．

文献

1) Meyer-Lindenberg A, et al.: Neural mechanisms in Williams syndrome: a unique window to genetic influences on cognition and behaviour. Nat Rev Neurosci. 2006; 7: 380-393
2) Bellugi U, et al.: The neurocognitive profile of Williams Syndrome: a complex pattern of strengths and weaknesses. J Cogn Neurosci. 2000; 12（Suppl 1）: 7-29
3) Eckert MA, et al.: Evidence for superior parietal impairment in Williams syndrome. Neurology. 2005; 11: 152-153
4) Meyer-Lindenberg A, et al.: Neural basis of genetically determined visuospatial construction deficit in Williams syndrome. Neuron. 2004; 43: 623-631
5) Dai L, et al.: Is it Williams syndrome? GTF2IRD1 implicated in visual-spatial construction and GTF2I in sociability revealed by high resolution arrays. Am J Med Genet A. 2009; 149A: 302-314
6) 黒澤健司：FISH検査でどこまでわかるか．小児内科．2009; 41: 842-845
7) American Academy of Pediatrics（Committee on Genetics）. Health care supervision for children with Williams syndrome. Committee on Genetics. Pediatrics. 2001; 107: 1192-1204
8) Karmiloff-Smith A, et al.: Language and Williams syndrome: how intact is "intact"? Child Dev. 1997; 68: 246-262
9) Klein-Tasman BP, et al.: Socio-communicative deficits in young children with Williams syndrome: performance on the Autism Diagnostic Observation Schedule. Child Neuropsychol. 2007; 13: 444-467
10) Nakamura M, et al.: Williams syndrome and deficiency in visuospatial recognition. Dev Med Child Neurol. 2001; 43: 617-621
11) O'Hearn K, et al.: Mathematical skills in Williams syndrome: insight into the importance of underlying representations. Dev Disabil Res Rev. 2009; 15: 11-20
12) Doyle TF, et al.: "Everybody in the world is my friend" hypersociability in young children with Williams syndrome. Am J Med Genet A. 2004;124A:263-273
13) Davies M, et al.: Independence and adaptive behavior in adults with Williams syndrome. Am J Med Genet. 1997; 70: 188-195
14) Dykens EM: Anxiety, fears, and phobias in persons with Williams syndrome. Dev Neuropsychol. 2003; 23: 291-316
15) Atkinson J, et al.: A specific deficit of dorsal stream function in Williams' syndrome. Neuroreport. 1997; 8: 1919-1922
16) Nakamura M, et al.: Development of visuospatial ability and kanji copying in Williams Syndrome. Pediatr Neurol. 2009; 41: 95-100
17) Mills DL, et al.: Electrophysiological studies of face processing in Williams syndrome. Journal of Cognitive Neuroscience. 2000; 12（Suppl 1）: 47-64
18) 中村みほ：Williams症候群の知見からの学習障害児指導法のヒント．小児科臨床．2008; 61: 2563-2568
19) Nakamura M, et al.: Visual information process in Williams syndrome: intact motion detection accompanied by typical visuospatial dysfunctions. Eur J Neurosci. 2002; 16: 1810-1818
20) 中村みほ，他：Williams症候群における視空間認知障害に対応した書字介入法の検討．脳と発達．2010; 42: 353-358
21) 永井知代子：Williams症候群の視覚認知障害—なぜトレースできて模写できないのか．神経心理学．2001; 17: 36-44
22) Laycock R, et al.: Towards an understanding of the role of the 'magnocellular advantage' in fluent reading. Neurosci Biobehav Rev. 2008; 32: 1494-1506
23) 若宮英司：学習障害（LD）～就学前の大切さ～．チャイルドヘルス．2004; 7: 500-503
24) Koeda T, et al.: Constructional dyspraxia in preterm diplegia: isolation from visual and visual perceptual impairments. Acta Paediatr. 1997; 86: 1068-1073
25) Atkinson J, et al.: Visual and visuocognitive development in children born very prematurely. Prog Brain Res. 2007; 164: 123-149
26) Braddick O, et al.: Normal and anomalous development of visual motion processing: motion coherence and 'dorsal-stream vulnerability'. Neuropsychologia. 2003; 41: 1769-1784

（中村みほ）

II章　特異的算数障害

II 章　特異的算数障害

A　診断手順

　算数の習得で困難をきたすのは計算，図形や空間の認知，算数的推論など様々である．中でも計算は技能の積み上げが必要で，途中でつまずくと数学に至るまで影響が続く．

　子どもは幼い時からいろいろな物を見て，触って，感じる体験を繰り返し，大きさ，長さ，重さや数の多さなど「量」の概念や，それらを合わせたり，取り去ったり，分けたりするとどう変化するかの基本的な操作を生活の中で学んでいく．幼児期後半には「数」や「数字」を「量」と対応させてイメージできるようになっており，計算技能を学ぶための準備が就学前にできていると考えられる．就学後は，タイルやおはじきなどの具体物を使って行う数や数の操作の練習を短期間で終わらせ，簡単な計算は記憶して自動化できるようになり，より複雑な計算操作を学んでいく．長さやかさや時間など「量」を数と単位で表す方法も身につける．

　算数障害は，学習のための基礎的技能である数や量的な把握と操作機能を習得する過程のどこかで不都合が生じていると考えられる．どの段階が問題となっているのか見極めることが介入の第一歩である．

1　問診および診察

　発達歴，養育歴，教育歴，家族歴，病歴等を詳細に聴取し，通常の診察を行ったうえで，神経学的所見を確認する．

　特異的算数障害は，知的障害がなく，家庭環境，教育の機会にも阻害要因が認められないにもかかわらず，算数の能力を必要とする学業の成績や日常の活動を著明に障害されている状態である．

2　全般的知能が正常であることの確認

　標準化された知能検査を用いる．

　たとえば，Wechsler（ウェクスラー）式の知能検査（WISC-III）では，FIQ，VIQ，PIQ のいずれかが 85 以上であること．

3　検査課題（図 1）

　複数の検査を通じて，算数障害の症状を解析し，認知機能の特性も抽出する．そして，算数的推論（論理的思考）についての障害の有無や読み能力の評価をあわせて行う．

　「計算障害」の評価は，①算数障害の症状評価のための課題（p.94 〜 118）を行い，「算数的推論の障害」の評価には，②算数思考課題（p.119 〜 126）を用いる．問診の段階で，訴えが図形の問題に限局していれば，「その他の障害」と考え，Rey の複雑図形検査[1]など形態認知課題を施行して問題点を把握し，指導につなげる．

　認知機能の確認には，形態認知課題として Rey の複雑図形検査などを，数の量的把握に関する検査

として　線分・円描画課題[2]などを用いる．WISC-III や K-ABC は認知機能の特性の抽出に有用であり，算数得点や学年配当の算数の学力検査の成績を算数障害の評価の参考にする．「その他の算数能力」の評価として，図形問題や量の理解に注目する．

　読字障害の評価にはひらがな単音・単語・単文課題（本書冒頭の I 章 A．診断手順を参照のこと）を用いる．文章の読解能力の確認も行う．

4　判定

　基本的に 2 学年以上の遅れがある場合，もしくは，①算数障害の症状評価のための課題，②算数思考課題の成績（正答率）が学年基準値と比較して，有意に低い所見が 1 つでもみられる場合には「異常」である可能性が高いと解釈される．しかし，そのほかにも慎重な経過観察が望ましいケースも想定されるため，注意がいる．

5　健常児データ一覧

　p.127, 128 の①算数障害の症状評価のための課題，および p.128 の②算数思考課題を参考にされたい．

文献

1) 萱村俊哉，他：Rey-Osterrieth 複雑図形における構成方略の評価とその意義．神経心理学．1997; 13: 190-198
2) 熊谷恵子：学習障害児の数量概念の理解度を測定する手法についての基礎的研究．LD 研究．2007; 16: 312-322

（若宮英司，小林朋佳，小池敏英，稲垣真澄）

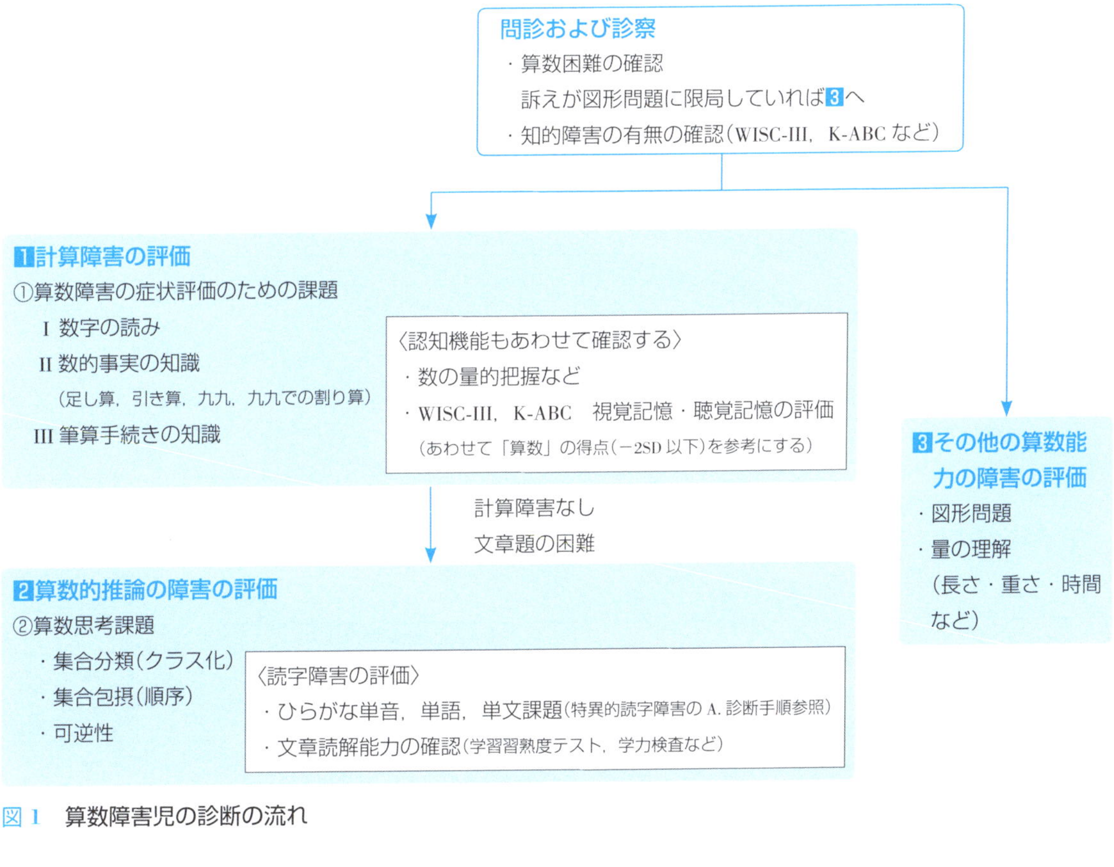

問診および診察
・算数困難の確認
　訴えが図形問題に限局していれば **3** へ
・知的障害の有無の確認（WISC-III，K-ABC など）

1 計算障害の評価
①算数障害の症状評価のための課題
　I　数字の読み
　II　数的事実の知識
　　（足し算，引き算，九九，九九での割り算）
　III　筆算手続きの知識

〈認知機能もあわせて確認する〉
・数の量的把握など
・WISC-III，K-ABC　視覚記憶・聴覚記憶の評価
　（あわせて「算数」の得点（-2SD 以下）を参考にする）

計算障害なし
文章題の困難

2 算数的推論の障害の評価
②算数思考課題
　・集合分類（クラス化）
　・集合包摂（順序）
　・可逆性

〈読字障害の評価〉
・ひらがな単音，単語，単文課題（特異的読字障害の A．診断手順参照）
・文章読解能力の確認（学習習熟度テスト，学力検査など）

3 その他の算数能力の障害の評価
・図形問題
・量の理解
　（長さ・重さ・時間など）

図 1　算数障害児の診断の流れ

①算数障害の症状評価のための課題

	課題の種類	対象学年	内容
Ⅰ 数字の読み	a. 数字呼称（1～10）	1～2年	数字10個(4、9、5、7、1、3、2、10、8、6)を読む
	b. 数字呼称（1～99）	1～6年	数字10個(8、59、6、13、7、24、48、92、4、3)を読む
	c. 数字呼称（1～9999）	3～6年	数字10個(1095、29、350、2、982、2608、6、406、9、9574)を読む
	d. 数字呼称（1～99999）	4～6年	数字10個(29536、31、6、87、196、2625、869、14185、2、7306)を読む
Ⅱ 数的事実の知識	e. 数の分解（5まで）	1～2年	5は3と□、4は1と□、3は1と□、5は1と□、4は2と□、2は1と□、5は2と□、3は2と□、5は4と□、4は3と□にあてはまる数を言う
	f. 数の分解（10まで）	1～2年	10は3と□、8は3と□、9は4と□、6は3と□、7は4と□、6は4と□、10は8と□、7は2と□、9は6と□、8は2と□にあてはまる数を言う
	g. 計算／1桁＋1桁	1～6年	7+2、2+4、1+1、6+2、1+2、3+1、4+5、3+4、2+3、5+3の答えを言う
	h. 計算／1桁＋1桁 繰り上がり	2～6年	3+9、6+2、7+8、3+4、6+5、2+7、9+6、1+4、8+9、3+1の答えを言う
	i. 計算／1桁－1桁	1～6年	3-1、9-3、3-2、9-6、8-3、6-2、7-4、8-2、6-4、5-1の答えを言う
	j. 計算／九九 式と答え	3～6年	6×4、5×7、9×8、2×3、3×3、4×2、6×9、2×8、3×4、8×8、5×2、3×7の式と答えを言う。(例：6×4⇒ろくしにじゅうし)
	k. 計算／九九 答えのみ	3～6年	3×8、8×6、9×4、2×5、7×4、4×4、8×7、1×5、7×6、7×7、2×1、9×2の答えを言う。
	l. 計算／1桁÷1桁 余りなし	4～6年	18÷3、48÷6、63÷7、12÷4、35÷7、54÷6、32÷8、18÷9、21÷3、45÷9の答えを言う。
Ⅲ 筆算手続きの知識	m. 筆算／2桁＋1桁	3～6年	48+1、23+5、36+4、17+9、41+7、59+5、23+2、57+2、37+9、49+6の筆算をとく。
	n. 筆算／2桁＋2桁	3～6年	23+16、62+48、23+82、74+61、34+29、43+21、68+24、76+42、51+37、59+13の筆算をとく。
	o. 筆算／2桁－1桁	3～6年	26-9、19-8、12-3、36-4、29-6、23-7、28-6、16-7、26-4、28-9の筆算をとく。
	p. 筆算／2桁－2桁	3～6年	36-27、27-18、58-19、46-39、30-13、31-15、22-14、23-16、34-27、25-18の筆算をとく。
	q. 筆算／2桁×1桁	4～6年	72×3、64×2、21×5、32×7、73×5、48×6、17×3、27×2、39×2、23×2、43×2、11×3の筆算をとく。
	r. 筆算／2桁÷1桁	5～6年	62÷2、55÷5、38÷2、60÷5、48÷4、72÷2、36÷3、75÷5、63÷3、56÷4の筆算をとく。

[数字呼称] 記録紙　　　　　　　　　　　　　　　　　　　検査日：＿＿＿＿年＿＿月＿＿日
　　　　　　　　　　　　　　　　　　　　　　　　　　　検査者：＿＿＿＿＿＿＿＿＿＿
　　　　　　　　ＩＤ：＿＿＿＿＿＿＿＿＿＿＿＿
　　　　　　　　氏　名：＿＿＿＿＿＿＿＿＿＿＿＿＿＿＿＿　　性別：男・女
　　　　　　　　生年月日：＿＿年＿＿月＿＿日(＿歳＿ヶ月)　　学年：＿＿年生

1・2年生は問題a・b、3年生は問題b・c、4・5・6年生は問題b・c・dを使用

問題a	正誤	問題b	正誤	問題c	正誤	問題d	正誤
4		8		1095		29536	
9		59		29		31	
5		6		350		6	
7		13		2		87	
1		7		982		196	
3		24		2608		2625	
2		48		6		869	
10		92		406		14185	
8		4		9		2	
6		3		9574		7306	
時間(秒)		時間(秒)		時間(秒)		時間(秒)	

[数の分解] 記録紙

(1、2年生のみ) 問題e・f両方行う。

問題e	正誤	問題f	正誤
5(3、[2])		10(3、[7])	
4(1、[3])		8(3、[5])	
3(1、[2])		9(4、[5])	
5(1、[4])		6(3、[3])	
4(2、[2])		7(4、[3])	
2(1、[1])		6(4、[2])	
5(2、[3])		10(8、[2])	
3(2、[1])		7(2、[5])	
5(4、[1])		9(6、[3])	
4(3、[1])		8(2、[6])	
時間(秒)		時間(秒)	

□は正答を示す。

|計算| 記録紙

1年生（問題 g、i）
2年生（問題 g、h、i）
3年生（問題 g、h、i、j、k）
4・5・6年生（問題 g、h、i、j、k、l）

問題 g	正誤	問題 h	正誤	問題 i	正誤	問題 j	正誤	問題 k	正誤	問題 l	正誤
7+2(9)		3+9(12)		3−1(2)		6×4(24)		3×8(24)		18÷3(6)	
2+4(6)		6+2(8)		9−3(6)		5×7(35)		8×6(48)		48÷6(8)	
1+1(2)		7+8(15)		3−2(1)		9×8(72)		9×4(36)		63÷7(9)	
6+2(8)		3+4(7)		9−6(3)		2×3(6)		2×5(10)		12÷4(3)	
1+2(3)		6+5(11)		8−3(5)		3×3(9)		7×4(28)		35÷7(5)	
3+1(4)		2+7(9)		6−2(4)		4×2(8)		4×4(16)		54÷6(9)	
4+5(9)		9+6(15)		7−4(3)		6×9(54)		8×7(56)		32÷8(4)	
3+4(7)		1+4(5)		8−2(6)		2×8(16)		1×5(5)		18÷9(2)	
2+3(5)		8+9(17)		6−4(2)		3×4(12)		7×6(42)		21÷3(7)	
5+3(8)		3+1(4)		5−1(4)		8×8(64)		7×7(49)		45÷9(5)	
						5×2(10)		2×1(2)			
						3×7(21)		9×2(18)			
時間(秒)		時間(秒)		時間(秒)		時間(秒)		時間(秒)		時間(秒)	

（　）は正答を示す。

※ |筆算| の記録紙は巻末に掲載いたしました。

数字呼称　練習1

れんしゅう

→

9　　　7　　　1

6　　10　　2

5　　　3

数字呼称　練習2

れんしゅう

→

| 1052 | 76 | 6738 |

| 294 | 9028 | 6781 |

| 1084 | 308 | 441 |

数字呼称　問題a　本番

4	9	5
7	1	3
2	10	8
6		

数字呼称　問題b　本番

8　　　59　　　6

13　　　7　　　24

48　　　92　　　4

3

数字呼称　問題C　本番

1095　　　29　　　350

2　　　982　　　2608

6　　　406　　　9

9574

数字呼称　問題d　本番

29536	31	6
87	196	2625
869	14185	2
7306		

数の分解　練習

れんしゅう

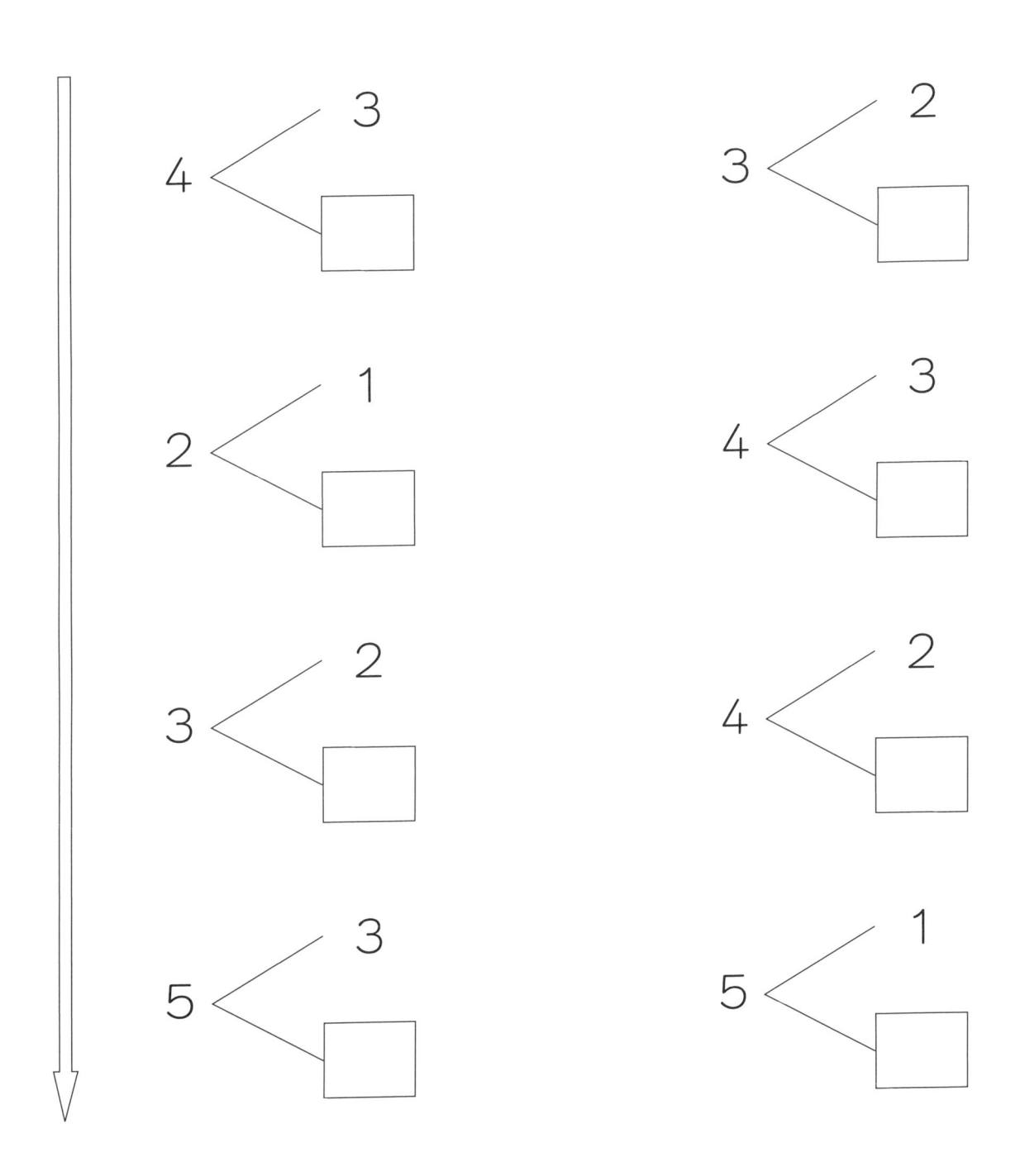

4 < 3 / □

2 < 1 / □

3 < 2 / □

5 < 3 / □

3 < 2 / □

4 < 3 / □

4 < 2 / □

5 < 1 / □

A　診断手順　103

数の分解　問題e　本番

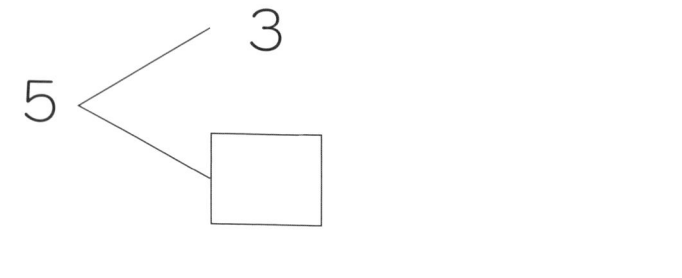

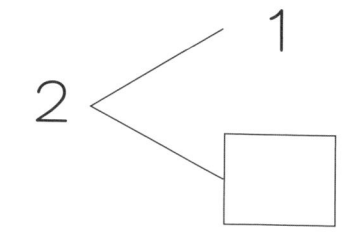

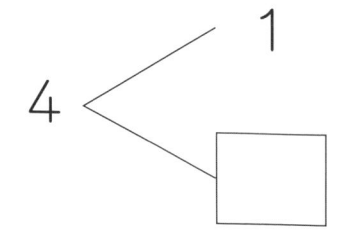

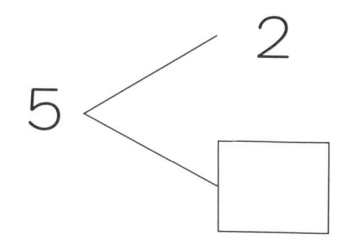

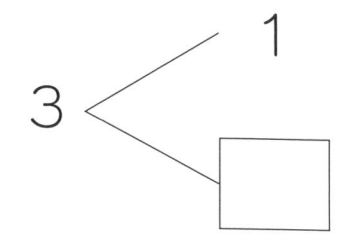

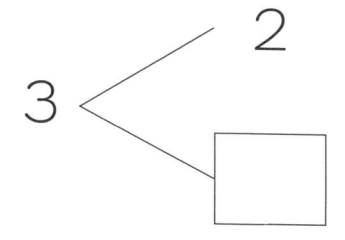

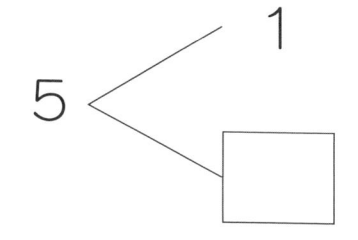

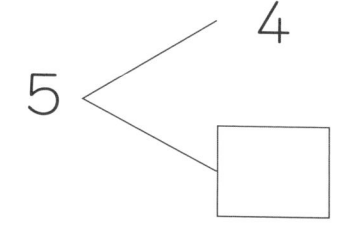

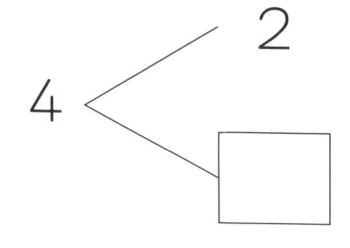

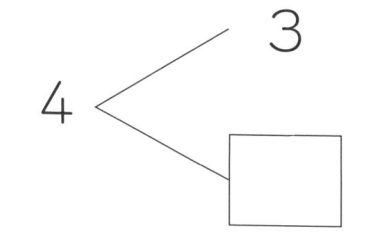

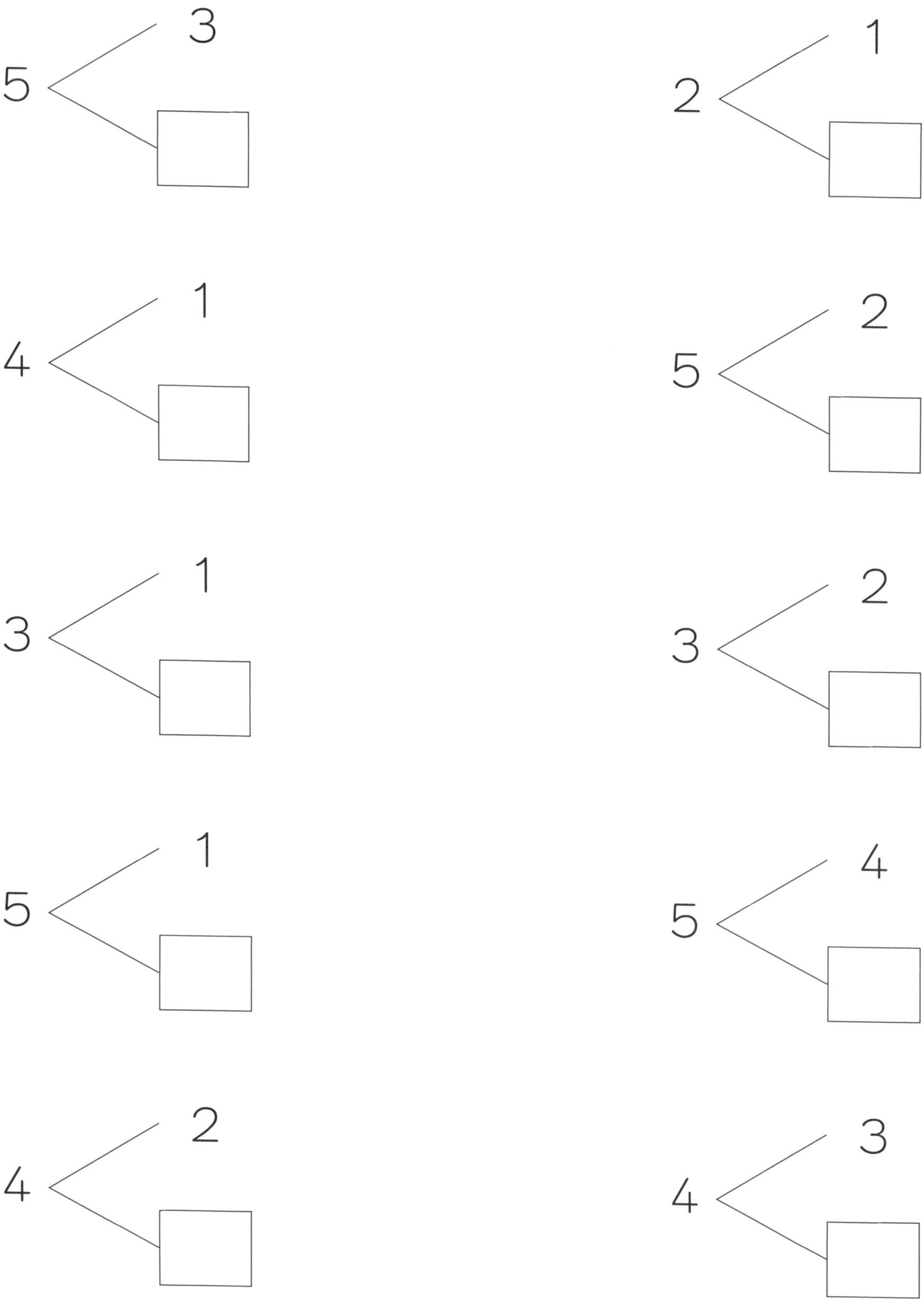

5 < 3, □

2 < 1, □

4 < 1, □

5 < 2, □

3 < 1, □

3 < 2, □

5 < 1, □

5 < 4, □

4 < 2, □

4 < 3, □

数の分解　問題 f　本番

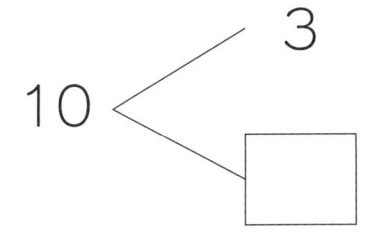

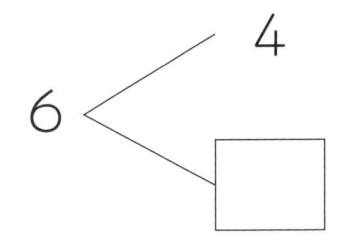

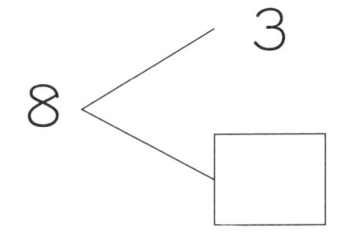

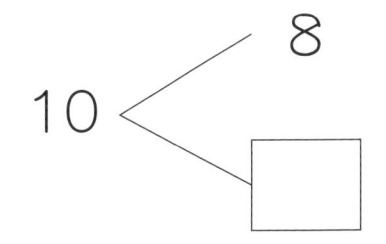

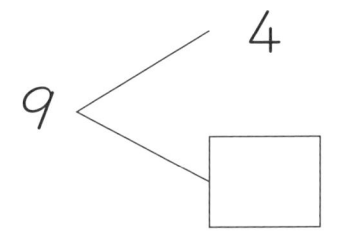

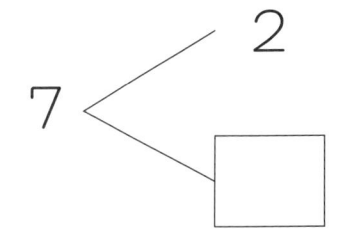

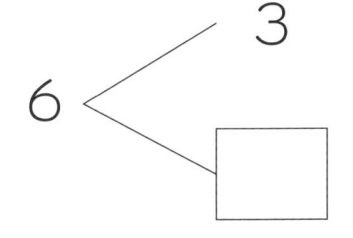

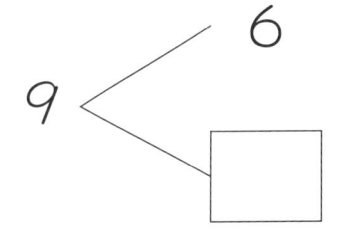

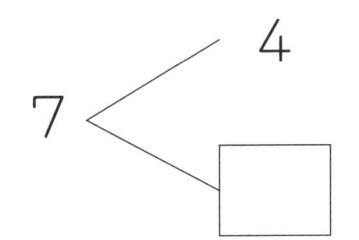

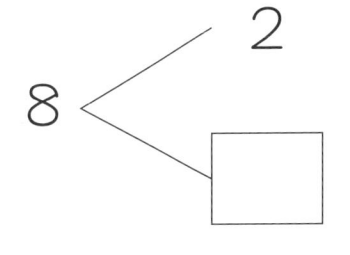

10 < 3, ☐

6 < 4, ☐

8 < 3, ☐

10 < 8, ☐

9 < 4, ☐

7 < 2, ☐

6 < 3, ☐

9 < 6, ☐

7 < 4, ☐

8 < 2, ☐

計算　練習

れんしゅう

4 + 2 =　　　　1 + 1 =

8 + 1 =　　　　2 + 5 =

3 + 2 =

| 計算　問題g　本番 |

7 + 2 =   3 + 1 =

2 + 4 =   4 + 5 =

1 + 1 =   3 + 4 =

6 + 2 =   2 + 3 =

1 + 2 =   5 + 3 =

計算　問題 h　本番

3 + 9 =　　　2 + 7 =

6 + 2 =　　　9 + 6 =

7 + 8 =　　　1 + 4 =

3 + 4 =　　　8 + 9 =

6 + 5 =　　　3 + 1 =

計算　問題 i　本番

3 − 1 =　　　　6 − 2 =

9 − 3 =　　　　7 − 4 =

3 − 2 =　　　　8 − 2 =

9 − 6 =　　　　6 − 4 =

8 − 3 =　　　　5 − 1 =

計算　問題 j　本番

6 × 4 =　　　　　6 × 9 =

5 × 7 =　　　　　2 × 8 =

9 × 8 =　　　　　3 × 4 =

2 × 3 =　　　　　8 × 8 =

3 × 3 =　　　　　5 × 2 =

4 × 2 =　　　　　3 × 7 =

計算　問題k　本番

3 × 8 =   8 × 7 =

8 × 6 =   1 × 5 =

9 × 4 =   7 × 6 =

2 × 5 =   7 × 7 =

7 × 4 =   2 × 1 =

4 × 4 =   9 × 2 =

計算 問題Ⅰ 本番

18 ÷ 3 =　　　　54 ÷ 6 =

48 ÷ 6 =　　　　32 ÷ 8 =

63 ÷ 7 =　　　　18 ÷ 9 =

12 ÷ 4 =　　　　21 ÷ 3 =

35 ÷ 7 =　　　　45 ÷ 9 =

筆算　問題m　本番

48	23	36	17	41
+1	+5	+4	+9	+7

59	23	57	37	49
+5	+2	+2	+9	+6

$\begin{array}{r}34\\+29\\\hline\end{array}$	$\begin{array}{r}59\\+13\\\hline\end{array}$
$\begin{array}{r}74\\+61\\\hline\end{array}$	$\begin{array}{r}51\\+37\\\hline\end{array}$
$\begin{array}{r}23\\+82\\\hline\end{array}$	$\begin{array}{r}76\\+42\\\hline\end{array}$
$\begin{array}{r}62\\+48\\\hline\end{array}$	$\begin{array}{r}68\\+24\\\hline\end{array}$
$\begin{array}{r}23\\+16\\\hline\end{array}$	$\begin{array}{r}43\\+21\\\hline\end{array}$

筆算　問題 o　本番

26	19	12	36	29
− 9	− 8	− 3	− 4	− 6

23	28	16	26	28
− 7	− 6	− 7	− 4	− 9

筆算　問題p　本番

```
  30      46      58      27      36
 -13     -39     -19     -18     -27
 ───     ───     ───     ───     ───

  25      34      23      22      31
 -18     -27     -16     -14     -15
 ───     ───     ───     ───     ───
```

筆算　問題q　本番

| 72 | 64 | 21 | 32 |
| × 3 | × 2 | × 5 | × 7 |

| 73 | 48 | 17 | 27 |
| × 5 | × 6 | × 3 | × 2 |

| 39 | 23 | 43 | 11 |
| × 2 | × 2 | × 2 | × 3 |

A　診断手順

筆算　問題 r　本番

$2\overline{)62}$　$5\overline{)55}$　$2\overline{)38}$　$5\overline{)60}$　$4\overline{)48}$

$2\overline{)72}$　$3\overline{)36}$　$5\overline{)75}$　$3\overline{)63}$　$4\overline{)56}$

②算数思考課題

課題の種類	課題の内容		問題
「集合分類」課題	集合と集合の2項関係 半順序構造	問題1	にわに バラとチューリップ 2しゅるいの花が さいています。 赤いバラが2本、白いバラが4本、赤いチューリップが3本、白いチューリップが5本 あります。 ①バラの花は ぜんぶで 何本 さいていますか。 ②赤い花は ぜんぶで 何本 さいていますか。
	集合の要素の不必要な属性を捨象し、必要な属性に注目して、カテゴリー分類によるクラス化を行う。次に、そこにはたらいている属性をすべて捨象し、外部から導入した新しい操作としての系列化の原理を介入させ、数の演算操作を行う。	問題2	こうえんで 小学生が あそんでいます。 1年生は5人、2年生は9人 います。 ①1年生と2年生では どちらが 何人 おおいですか。 ②1年生の女の子は 3人でした。1年生の男の子は 何人ですか。 ③1年生と2年生の女の子をあわせると 7人でした。2年生の男の子は 何人ですか。
「集合包摂」課題	集合と集合の2項関係 全順序構造	問題3	3人で きょうそうしました。 よしこさんは たかしくんより おそかった。 まさおくんは よしこさんより おそかった。 では、いちばん はやかったのは だれでしょう。
	集合に速さや長さなどの量概念を持ち込むことにより、推移律により演繹的に順序関係を推論する。	問題4	赤、青、白の3本のテープがあります。 赤いテープは 青いテープより 長く 白いテープは 青いテープより みじかかった。 長いじゅんに テープのいろを かきましょう。
「可逆」課題	集合の要素と要素の2項関係 大小関係	問題5	はるこさんは 300円もって 2つのお店に かいものに いきました。 〈パンや〉サンドイッチを買ったので のこりは50円になりました。 〈ぶんぼうぐや〉100円のノートを1さつ買ったので のこりは200円になりました。 ①はるこさんが はじめにいった お店は どちらのお店ですか。 ②サンドイッチのねだんは いくらでしょうか。
	数の大小関係と時間という数量概念について、それらの関係を、可逆思考により推論する。さらに、その推論から数の演算操作を行う。	問題6	なおこさんは 500円もって 3つのお店に かいものに いきました。 〈ケーキや〉シュークリームと 100円のクッキーを買ったので のこりは10円になりました。 〈ぶんぼうぐや〉30円のえんぴつを1本と 120円のノートを1さつ買ったので のこりは350円になりました。 〈ゆうびんきょく〉50円の切手を2まい買ったので のこりは250円になりました。 ①なおこさんが いったお店のじゅんばんをかきましょう。 ②シュークリームのねだんは いくらでしょうか。

算数思考課題　記録紙

> 実施方法
> 1．問題の文章を一問ずつ読み上げる。
> 2．式と答えを記入するように指示する。
>   子どもが式を書けない場合は、答えのみの記入で構わない。

検査日：＿＿＿＿年　　月　　日

検査者：＿＿＿＿＿＿＿＿＿＿＿

氏名：＿＿＿＿＿＿＿＿＿＿＿＿＿＿

学年：＿＿＿＿年生　　　性別：男　・　女

ID：＿＿＿＿＿＿＿＿＿＿＿＿

生年月日：＿＿＿＿年　　月　　日（　　歳　　ヶ月）

※各問題の記録紙は巻末に掲載いたしました。

もんだい1

> にわに　バラとチューリップ　2しゅるいの花が　さいています。
> 赤いバラが2本、白いバラが4本
> 赤いチューリップが3本、白いチューリップが5本
> あります。

①バラの花は　ぜんぶで　何本　さいていますか。

　しき

　こたえ（　　　　　　　　　　　）

②赤い花は　ぜんぶで　何本　さいていますか。

　しき

　こたえ（　　　　　　　　　　　）

もんだい2

> こうえんで 小学生が あそんでいます。
> 1年生は5人、2年生は9人 います。

① 1年生と2年生では どちらが 何人 おおいですか。

しき

こたえ（　　　　年生が　　　　人　おおい。）

② 1年生の女の子は3人でした。1年生の男の子は 何人ですか。

しき

こたえ（　　　　　　　　　　　）

③ 1年生と2年生の女の子をあわせると 7人でした。
2年生の男の子は 何人ですか。

しき

こたえ（　　　　　　　　　　　）

もんだい３

3人で　きょうそうしました。
よしこさんは　たかしくんより　おそかった。
まさおくんは　よしこさんより　おそかった。
では、いちばん　はやかったのは　だれでしょう。

こたえ　（　　　　　　　　　　　）

もんだい4

> 赤、青、白の3本のテープがあります。
> 赤いテープは 青いテープより 長く
> 白いテープは 青いテープより みじかかった。
> 長いじゅんに テープのいろを かきましょう。

①いちばん 長いテープのいろは（　　　　　　　　）

②2ばんめに 長いテープのいろは（　　　　　　　　）

③いちばん みじかい テープのいろは（　　　　　　　　）

もんだい5

> はるこさんは　300円もって　2つのお店に
> かいものに　いきました。

<パンや>
サンドイッチを　買ったので
のこりは　50円になりました。

<ぶんぼうぐや>
100円のノートを1さつ買ったので　のこりは　200円になりました。

①はるこさんが　はじめにいった　お店は　どちらのお店ですか。
　まるで　かこみましょう。

②サンドイッチのねだんは　いくらでしょうか。
　しき

　こたえ（　　　　　　　　　　）

もんだい6

```
なおこさんは 500円もって 3つのお店に
かいものに いきました。
```

<ケーキや> □
シュークリームと
100円のクッキーを買ったので
のこりは 10円になりました。

<ぶんぼうぐや> □
30円のえんぴつを1本と
120円のノートを1さつ買ったので
のこりは 350円になりました。

<ゆうびんきょく> □
50円の切手を2まい買ったので
のこりは 250円になりました。

①なおこさんが いったお店のじゅんばんを 上の □にかきましょう。

②シュークリームのねだんは いくらでしょうか。

　しき

　こたえ（　　　　　　　　　　　）

健常児データ

①算数障害の症状評価のための課題（平均正答率および標準偏差）

単位：％

	課題の種類	1年(n=77)	2年(n=76)	3年(n=75)	4年(n=73)	5年(n=76)	6年(n=76)
Ⅰ 数字の読み	a. 数字呼称 （1～10）	99.86 (1.16)	100 (0)				
	b. 数字呼称 （1～99）	99.34 (2.48)	99.32 (5.77)	100 (0)	99.71 (2.41)	100 (0)	100 (0)
	c. 数字呼称 （1～9999）			98.57 (3.89)	99.86 (1.2)	100 (0)	99.72 (1.65)
	d. 数字呼称 （1～99999）				99.42 (2.34)	99.71 (1.67)	99.58 (2.01)
Ⅱ 数的事実の知識	e. 数の分解 （5まで）	97.26 (10.1)	99.72 (1.65)				
	f. 数の分解 （10まで）	93.01 (14.49)	98.59 (3.86)				
	g. 計算／1桁＋1桁	97.33 (6.39)	99.45 (2.28)	98.73 (5.55)	99.41 (2.35)	99.44 (2.31)	99.71 (1.67)
	h. 計算／1桁＋1桁 繰り上がり		98.65 (3.42)	97.89 (6.7)	98.24 (5.13)	98.33 (3.73)	99.03 (3.4)
	i. 計算／1桁－1桁	91.55 (16.92)	98.22 (11.74)	98.43 (5.51)	98.12 (4.26)	99.86 (1.18)	99.44 (2.29)
	j. 計算／九九 式と答え			99.4 (2.57)	99.26 (2.76)	99.52 (2.39)	99.88 (0.98)
	k. 計算／九九 答えのみ			98.16 (4)	98.48 (4.33)	98.99 (3.08)	99.39 (2.18)
	l. 計算／1桁÷1桁 余りなし				97.94 (5.3)	98 (5.5)	99.14 (3.27)
Ⅲ 筆算手続きの知識	m. 筆算／2桁＋1桁			97.43 (10.24)	99.28 (2.59)	99.44 (2.85)	99.44 (2.85)
	n. 筆算／2桁＋2桁			97.83 (4.78)	97.54 (4.94)	97.18 (6.09)	99.03 (3.4)
	o. 筆算／2桁－1桁			97.57 (5.94)	97.39 (6.52)	97.92 (6.09)	97.78 (5.06)
	p. 筆算／2桁－2桁			98.29 (8.61)	97.31 (7.04)	97.29 (4.98)	98.06 (5.17)
	q. 筆算／2桁×1桁				98.31 (4.7)	97.89 (3.89)	98.26 (4.38)
	r. 筆算／2桁÷1桁					99.71 (1.67)	99.44 (2.85)

①算数障害の症状評価のための課題（平均時間および標準偏差）　　　　　　　　　　　　　　単位：秒

	課題の種類	1年(n=77)	2年(n=76)	3年(n=75)	4年(n=73)	5年(n=76)	6年(n=76)
Ⅰ 数字の読み	a. 数字呼称 (1～10)	5.24 (1.04)	4.67 (0.84)				
	b. 数字呼称 (1～99)	8.43 (2.34)	6.94 (1.33)	7.02 (1.09)	6.5 (1.31)	6.19 (1.43)	5.5 (1.2)
	c. 数字呼称 (1～9999)			12.58 (3.01)	11.07 (2.06)	10.22 (1.72)	9.03 (1.91)
	d. 数字呼称 (1～99999)				15.89 (3.56)	14.3 (3.03)	12.75 (3.14)
Ⅱ 数的事実の知識	e. 数の分解 (5まで)	23.43 (8.27)	15.7 (3.99)				
	f. 数の分解 (10まで)	44.14 (23.68)	22.47 (10.15)				
	g. 計算／1桁＋1桁	19.04 (7.56)	10.49 (2.92)	10.59 (2.89)	9.34 (2.76)	7.99 (1.74)	7 (1.72)
	h. 計算／1桁＋1桁 繰り上がり		18.33 (8.04)	14.29 (5.54)	12.4 (4.55)	10.47 (3.01)	8.37 (2.34)
	i. 計算／1桁－1桁	41.33 (19.22)	17.65 (6.25)	14.77 (5.67)	13.47 (4.97)	10.83 (3.16)	8.5 (2.38)
	j. 計算／九九 式と答え			19.86 (6.3)	17.76 (4.39)	16.8 (5.06)	15.23 (4.25)
	k. 計算／九九 答えのみ			20.81 (6.92)	19.23 (5.49)	16.33 (4.99)	13.05 (3.58)
	l. 計算／1桁÷1桁 余りなし				30.61 (18.87)	19.02 (9.93)	13.35 (5.61)
Ⅲ 筆算手続きの知識	m. 筆算／2桁＋1桁			37.53 (10.09)	31.93 (6.95)	27.38 (5.29)	23.26 (4.8)
	n. 筆算／2桁＋2桁			47.23 (14.33)	44.04 (12.25)	36.02 (10.11)	29.54 (7.25)
	o. 筆算／2桁－1桁			52.19 (19.35)	46.74 (17.84)	34.8 (11.44)	28.54 (10.25)
	p. 筆算／2桁－2桁			66.64 (28.41)	61.41 (24.31)	45.68 (14.91)	36.67 (12.4)
	q. 筆算／2桁×1桁				54.21 (19.49)	42.83 (11.37)	35.59 (8.85)
	r. 筆算／2桁÷1桁					59.18 (22.15)	45.01 (20.5)

②算数思考課題（平均正答率および標準偏差）　　　　　　　　　　　　　　　　　　　　　　　単位：％

課題の種類	1年(n=40)	2年(n=39)	3年(n=37)	4年(n=37)	5年(n=39)	6年(n=38)
集合分類 (問題1と2)	67.00 (21.98)	76.41 (20.96)	86.49 (15.67)	89.47 (21.17)	87.69 (10.87)	92.11 (10.94)
集合包摂 (問題3と4)	83.75 (32.79)	92.31 (18.28)	95.95 (18.18)	97.37 (11.31)	100 0	100 0
可逆 (問題5と6)	46.88 (28.97)	79.49 (26.20)	85.81 (16.18)	88.82 (21.51)	92.31 (13.02)	93.42 (11.16)

II章　特異的算数障害

B　概論と支援の実際

1 定　義

算数障害は，ICD-10[1]では学習能力の特異的発達障害に位置づけられており，「算数能力の特異的障害」として，またDSM-IV-TR[2]では，「算数障害」が学習障害の下位分類としてとりあげられており，基本的な概念は同じと考えてよい．後者では，「算数の障害は，算数能力を必要とする学業成績や日常の活動を著明に妨害している」ことにも言及している．そして，両者の共通点は，以下である．

① 標準化された算数の検査の得点が，子どもの精神年齢や一般知能に基づき期待された水準より実質的に低い
② 教育的経験やおかれた環境の不適切さや不利益な状況からでは説明ができないほどの算数の出来なさである
③ IQ70以下の精神遅滞は除外される

上記の①についてICD-10では，「個別的に施行される適切に標準化された算数検査における評点が，その小児の暦年齢と全体的な知能や学校での処遇に基づいて期待される水準から，明らかに下回っている必要がある」ことが記述されている．DSM-IV-TRにおいて，算数障害とは算数の能力（算数の計算または推論）が期待される水準より十分に低いことが基本的特徴であることが指摘されている．読み能力との関連に関しては，ICD-10では，読字力や綴字力は精神年齢から予想しうる正常な範囲内になければならないとしている．一方，DSM-IV-TRは，読み書き障害などほかの障害をもちあわせることを認め，あえてその要素を排除しないという，やや広義の捉え方になっている[3]．

一方，算数教育における目標は，小学校学習指導要領に示されており，その中で「基礎的な知識と技能を身につけ，日常の事象について見通しをもち筋道を立てて考える能力を育てる」ことが指摘されている．文部科学省の「学習障害の判断・実態把握基準」では，校内委員会の行う実態把握において特異的な学習困難として「国語または算数（数学）の基礎的能力に著しい遅れ」としており，「著しい遅れとは，児童生徒の学年に応じ1～2学年以上の遅れ」とされることが多い．

上記を考慮すると，医学的定義における算数障害は，学校教育で気づかれる算数困難の中核を指すものと思われる．しかしながら，医学的診断としての算数障害が，どのような算数技能の習得困難と関連しているのかは，わが国においてこれまで十分に明らかにされていなかった．本書では，算数障害をICD-10やDSM-IV-TRに準じた形で捉えるが，算数能力の様々な側面を考慮しながら評価する点も重視している．なお，算数障害に関する医学的診断が的確な教育支援に結びつくためには，以下に述べる「計算障害(dyscalculia)」，「算数的推論の障害」および「その他の算数障害」の特性を理解し，それぞれの背景にある算数能力を評価することが重要と考えられる．

文献

1) 融 道男, 他監訳：ICD-10 精神および行動の障害 臨床記述と診断ガイドライン新訂版. 東京, 医学書院. 252-260, 2007
2) 高橋三郎, 他訳：DSM-IV-TR 精神疾患の診断統計マニュアル American Psychiatric Association 新訂版. 東京, 医学書院. 64-81, 2002
3) 熊谷恵子：算数障害－法的定義, 学習障害研究, 医学的診断基準の視点から－. 特殊教育学研究. 1999; 37: 97-106

(小池敏英, 若宮英司, 小林朋佳, 稲垣真澄)

2 臨床特徴

算数は幅広い領域を含む科目だが, ここでは算数障害を「計算障害」,「算数的推論の障害」,「その他の障害」に分けて考える.

計算障害のメカニズムは, 神経心理学的研究に基づくモデルにより,「数の処理(number processing)システム」と「計算システム」に分けて考えると理解しやすい[1〜3].「数の処理システム」には, 数概念と数の入力と出力(数字の読み書き)が含まれ,「計算システム」には, 数的事実の知識(knowledge of number facts), 手続きの知識(procedural knowledge)が含まれる.

算数的推論の障害は, 数量操作に関係する論理的思考の障害ともいえる. 文章題の問題内容が読み取れないという訴えには, この論理的思考の困難が関連する場合と, 文の読解の問題(読み能力)と関連する場合がある. 後者は算数障害ではなく読み障害として対処する(I章 特異的読字障害参照).

表1 算数能力とその障害

計算障害
〈数の処理システム〉
①数(数字)のインプットとアウトプット(数字の読み書き)の問題 ・5 を「ご」,「いつつ」と 2 通りのよび方があることに混乱する. ・口頭言語では「千」「百」「十」と桁を表す語がはさまれるのに対して, アラビア数字の表記では, 数字の空間的位置関係に桁の意味が含まれる. この違いの理解が困難な場合には, たとえば「153」を「100503」と誤って表記することがある.
②数概念, 数の量的把握, 数の操作の問題 ・タイルやおはじきなどの具体物を目の前から取り去って数字だけの操作になると, 頭の中で数の表象が不明瞭になり混乱する. ・桁の概念や大きな数, 概数, 小数・分数など非自然数の習得に困難をきたす. ・数を操作することの意味が把握できていない場合は, 状況を式に置き換えることや複数の異なる演算が必要な際に混乱をきたす.
〈計算システム〉
①数的事実の知識の問題 ・比較的簡単な一桁同士の足し算や引き算は, 記憶が大きく関与する領域である. 計算する時に指を使う様子が, 長期間観察される. 掛け算の「九九」は聴覚記憶を利用した習得方略である. 数的事実とよばれるこれらの単純計算が十分自動化しないと, この段階での計算につまずく場合がある.
②手続きの知識の問題 ・桁の繰り上がり, 繰り下がりや, 割り算のように掛け算と引き算を何度も繰り返すような, いくつもの段階を積み上げていく計算の手順が身につきにくい. ・視空間認知や注意の問題で筆算の数字が整然と並ばず, 計算ミスにつながる.
算数的推論の障害
数式の計算はできるが, 文章題を解くことに困難をもつ.
その他の算数能力の障害
①アナログ時計の時刻が読めない.　　③長さ, 重さ, 時間など量の理解ができない. ②図形の認知の障害　　　　　　　　　④速度, 割合などの概念が理解できない. 　・図形の問題が苦手

その他の障害には，面積，体積を含む図形問題，長さ，重さ，時間などの量的把握，速度，割合の理解などの困難が含まれる．図形の認知や量的把握の障害は，数概念，数の量的把握，数の操作の問題と合併してくることが多い[4,5]．

したがって，算数の問題を抱えている子どもの様子について表1のように説明することができる．

文献

1) Temple CM: Developmental Cognitive Neuropsychology. Psychology Press. 1997
2) McCloskey M, et al.: Cognitive mechanisms in number processing and calculation: Evidence from dyscalculia. Brain and Cognition. 1985; 4: 171-196
3) 熊谷恵子：最近の算数障害へのアプローチ－認知神経心理学や法的定義からの下位分類の考え方－．LD研究．2009; 18: 24-32
4) 秋元有子，他：視空間認知障害により，量概念，演算の意味の理解に困難を示した男児．認知神経科学．2002; 4: 190-195
5) 内山千鶴子：ある視空間認知障害児における算数障害とその過程．小児の精神と神経．2005; 45: 167-175

（若宮英司，小池敏英）

3 検　査

学年相当の計算能力や算数的推論能力を示す検査法として標準化されたものはわが国ではまだ確立されていない．したがって計算障害，算数的推論の障害の有無は，学年配当の算数の成績を参考に臨床的判断をせざるを得ない．現時点では基本的に2学年以上の遅れがある場合に算数障害とすることが多い．筆者らは，標準化検査の確立に向けた取り組みとして，数字の命名，数的事実の知識（足し算，引き算，九九，九九での割算），数の手続きの知識（筆算）に関して独自の課題，すなわち「算数障害の症状評価のための課題」を開発した．

また，算数（初期数学）は初期の論理的思考体系そのものであるから，算数の困難は，算数的推論（論理的思考）の困難との関連が推測される．算数的推論の障害を評価する方法として，小学校低学年レベルで計算可能な数量操作と関連させることによって，算数文章題を設定できる．このような思考構造を反映した文章題は，算数的推論の特性を検討するのに有用と考え，新たに「算数思考課題（文章題）」を開発した．

a ①算数障害の症状評価のための課題

算数障害の疑われる児童を診療した場合，計算障害を評価する課題として，①算数障害の症状評価のための課題があげられる(p.94)．先に述べた数の処理システムは，I．数字の読み（呼称）により評価する．計算システムは，II．数的事実の知識，III．筆算手続きの知識により評価する．

数字の読みと数的事実の知識の課題(p.99～112)では，A4用紙1枚に問題を10個提示し，声に出して解答するように子どもに指示する．子どもの音声を，ICレコーダーを用いて記録し，検査終了後，ICレコーダーを再生し，問題開始の合図から終了までの時間をストップウォッチで計測する．

筆算手続きの知識の課題(p.113～118)は，A4用紙1枚に10問を提示し，鉛筆を用いて答えを用紙に子どもが記入するものである．上記同様，問題開始の合図から終了までの時間をストップウォッチで計測する．

453名の健常児のデータに基づき基準値(p.127)を算出したところ，数的事実の知識の中で，足し算と引き算は，1年生～3年生にかけて短縮傾向がみられた．数的手続きの知識に関しては，特に，引き算の筆算に変化がみられた．すべての評価課題の平均正答率は，95%以上を示した．

通級指導教室で指導を受けているLD児28名を対象として，本評価課題（①算数障害の症状評価のための課題）を用いた算数障害の症状に関する検討とひらがな文の読み能力を評価した．その結果，ひらがな文[1]の読み障害を示す例では，すべてに数字の読み困難が示された．ひらがな文の読み障害を示さないものの，数字の読み困難，数的事実の知識，数の手続きに困難を示すものもおよそ60%でいた．その半数は数字の読み困難を示さず，数的事実の知識や数の手続きの困難を特異的に示した．

表2　認知的特徴

- 標準化された知能検査であるWISC-IIIやK-ABCの下位項目を参考にする．WISC-III検査の算数は，問題が口頭で提示され，K-ABC検査では図版を利用した問題が提示される．数唱課題を聴覚短期記憶の参考にする．

- 形態認知課題として，Developmental Test of Visual Perception 2nd ed.（DTVP-2）[*1, 2]やReyの複雑図形検査[*3]模写と再生を行う．
  これらは，「I章　特異的読字障害」を参照されたい．

- 数の量的把握に関する検査として，線分・円描画課題[*4]もある．

[*1]：Hammill DD, et al.: Developmental test of visual perception（2nd ed.）. Austin TX Pro-Ed. 1993
[*2]：三浦朋子，他：DTVP-2の日本における定型発達児の学年推移．日本LD学会第18回大会発表論文集．253，2009
[*3]：萱村俊哉，他：Rey-Osterrieth複雑図形における構成方略の評価とその意義．神経心理学．1997; 13: 190-198
[*4]：熊谷恵子：学習障害児の数量概念の理解度を測定する手法についての基礎的研究．LD研究．2007; 16: 312-22

b　②算数思考課題

②算数思考課題（算数的推論の評価のための課題）を示す（p.119）．問題1と問題2（p.121, 122）は，集合と集合の2項関係を表しているが，半順序構造となっている．問題の内容は，集合分類を行うものである（以下，「集合分類」課題と称す）．問題3と問題4（p.123, 124）は，集合と集合の2項関係を表し，全順序構造となっている．問題の内容は，集合の包摂関係を問うものである（以下，「集合包摂」課題と称す）．問題5と問題6（p.125, 126）は，集合内の要素と要素の2項関係に関するものである．問題の内容は，時間軸を前後に移動させながら事象を捉え，演算操作を行うものである（以下，「可逆」課題と称す）．

算数思考課題では，A4の問題用紙6枚を配布した後，検査者は1問ずつ問題文を読み上げ，式と答えを記入するように指示する．子どもが式を書けない場合は，答えのみの記入で構わない．解答の記入を確認しながら，順次問題を実施し，正答率を評価する．

健常児230名のデータに基づいて，算数的推論力の基準値を算出した（p.128）．健常児における文章題の正答率については，各文章題とも学年が進行するにつれて増加していた．

算数困難を示すLD児21名を対象として，本思考課題を用いて，算数的推論の特性について検討した．その結果，対象児のおよそ90％に，3種の算数思考課題のいずれかまたは複数の課題の成績低下が認められた．K-ABC検査における下位検査の「言葉の読み」と「文の理解」の成績が低下し，読字障害を合併していると評価できたのはこのうちのおよそ20％に過ぎなかった．なお，対象としたLD児は全員算数困難を主訴とし，WISC-IIIのFIQが70以上であり，VIQ，PIQ，FIQのいずれかが85以上であったが，2学年下の算数標準学力検査を行い，学習達成が十分ではないことを確認しえた．このように，LD児における算数的推論の偏りが指摘でき，「属性に注目してカテゴリー化すること」，「数や量を順序づけ，集合の包摂関係を捉えること」，「時間や現象をさかのぼり，可逆的に考えること」という3種類の基本的な思考操作が困難な者が明らかに存在することが示された．

算数の基礎技能習得に必要とされる認知機能の状態を把握するために，たとえば，表2のような検査を施行することがある．これらの検査によって認知的特徴を捉えることができる．

文献

1) 葛西和美，他：日本語dyslexia児の基本的読字障害特性に関する研究．小児の精神と神経．2006; 46: 39-44

（成川敦子，小池敏英，若宮英司）

4 指導の実際

学校との連携や学校や家庭学習へのフィードバックをすること，本人のモチベーションや注意集中力への配慮は読字障害の場合と同様である．指導を担当するのは，認知的側面を熟知し，子どもの対応に手馴れた専門職が望ましい．先に述べた一連の評価に従って分析した問題点に対して，担当者が個々に介入方法を構成し対応する．

一例として，数量概念への介入と計算手順（筆算手続き）への介入の症例を提示する．

また，その他の介入方法を表3にまとめた．

表3　その他の介入法のポイント

- 聴覚記憶が弱く九九が覚えにくい場合は，九九の表で練習する．
- 筆算で，数字が整然と並ばないために桁のずれが生じやすい時には，縦にも罫が入った用紙を使用する．
- 文章題の計算が困難な場合には，計算機を用い，計算の負荷を下げる．
- 図形の把握が悪く幾何が苦手な場合は，視覚認知の訓練を考慮する．

症例A 〈数量概念への介入〉小学3年生，女児

- **主　訴**：計算が苦手
- **病　歴**：小学校に入るまでは発達に関して特に気になることはなく，数は50まで数えることができていた．小学校入学後，算数の計算が苦手なこと，長さや時間の問題が理解できないことに気づかれた．九九の暗唱は難しくなかったので，本人や保護者は掛け算については得意と感じている．
- **検査評価**：WISC-IIIのVIQは102，PIQは83，FIQは90であった．

　算数障害の症状評価

　I．数字の読み，II．数的事実の知識では全体的に時間がかかり，繰り上がり計算で誤った．III．筆算手続きの知識では誤りが多かった．

　数の量的把握に関する検査

　線分・円描画課題（図1）で数量概念理解の低下を認める．

- **指導の経過**：

①具体物の操作や，計算と具体物操作を平行させる．

- 生活の中で扱ういろいろな物の量の判断を，数えて比較，並べて比較を繰り返す．

②家の中の物を実際に測る体験

- 15cm定規で測れるもの，30cm定規で測れるもの，メジャーでないと測れないものを比較する．ジュースを測って分ける体験を積む．
- もって感じる重さの感覚と，はかりで測った重量の対応を比較する．

③具体物を扱いながら計算

- おはじき，タイル，積み木を加える，取り去る，数単位でまとめる練習を行う．
- 具体物を目の前に置いて操作しながら，計算を繰り返す．

④日常生活の中の量に関する知識

- 学校のトラックの距離，家から学校までの距離と所要時間，マラソンレースの距離を確認しながら知識として習得させる．
- 金銭の量の把握は，両替の体験を繰り返し，日常生活の商品代金を軸に具体的な指標を作る．

⑤桁の概念と操作

- 「位の部屋」という画用紙の上で積み木を置き，「1」という数字は「1」ではなく「10」であることを理解する．
- 筆算で繰り上がり，繰り下がりの操作の際に，「位の部屋」を使いながら「10借りる」のが「1」ではなくて，本当に10個であることを体験させながら，計算を練習する．

上の せんを みながら、せんを かいてみましょう。
(1)1と3 (2)5と4 (3)4と6 (4)5と6
(5)7と4

(1)
1 ▬▬▬▬▬
3 ▬▬▬▬▬▬

(2)
5 ▬▬▬▬▬▬▬▬▬
4 ▬▬▬▬▬▬▬▬▬▬

(3)
4 ▬▬▬▬▬▬▬
6 ▬▬▬▬▬▬▬

(4)
5 ▬▬▬▬▬▬▬▬
6 ▬▬▬▬▬▬▬▬▬

(5)
7 ▬▬▬▬▬▬▬
4 ▬▬▬▬▬

となりの○を みながら、かずの大きさくらい の○を かいてみましょう。
(4)5と6 (5)7と4 (6)10と14
(7)15と8

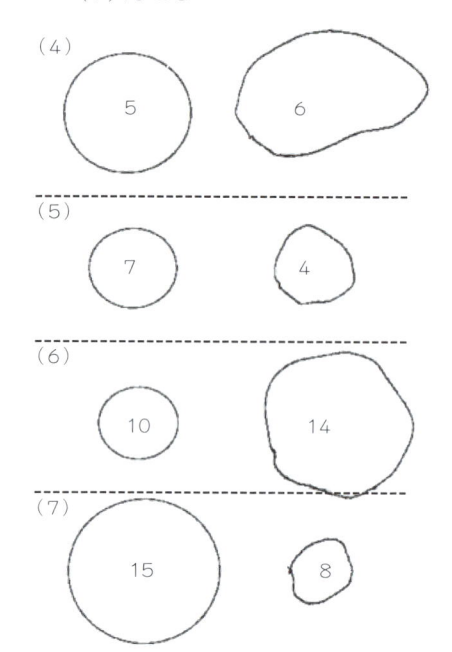

(4) ○5 ○6

(5) ○7 ○4

(6) ○10 ○14

(7) ○15 ○8

図1 線分・円描画課題（数の量的把握に関する検査）
（熊谷恵子：学習障害児の数量概念の理解度を測定する手法についての基礎的研究. LD 研究. 2007; 16: 320-321.「資料」を用いた検査結果）

【A児の指導ポイント】

1. 数字を○○まで数えることができる（序数の理解）ことと計算能力は平行しない．
2. 掛け算の九九のような数的事実は，数の量的把握と背景が異なる可能性が高い．
3. 体験を積んでも量のイメージを感覚的に捉える力を伸ばすことは困難である．
4. 数字の背景に必ず量のある具体物が存在することを意識させる．
5. 計算の時にも，具体物を操作することを平行して行う．指を使うのを止めない．
6. 日常生活の中から知識として数量判断の軸になるものを取り入れる．

症例B 〈計算手順への介入〉小学4年生，男児

●主　訴：筆算が苦手
●病　歴：小学校低学年の時には学科上の大きな問題はなかったが，整理整頓は苦手で忘れ物が多かった．算数に筆算が入ってくると計算の苦手さが目立つようになり，3年生の後半で受診に至った．繰り上がり，繰り下がりのある計算，2桁同士の掛け算の誤りが多い．九九の習得には特に問題なかったという．
●検査評価：WISC-III の VIQ は 101，PIQ は 106，FIQ は 103 であった．

■算数障害の症状評価
I. 数字の読み，II. 数的事実の知識は速度，誤りとも問題なかった．III. 筆算手続きの知識では時間がかかり，誤りが多かった．
■数の量的把握に関する検査
線分・円描画課題は異常なし
●指導の経過：
計算の手順を分解して，それを言語で表現する．
①右端の数字同士を掛ける
②答えの1の位を右端に揃えて書き，10の位の

数字をその左上に小さく書くなど，マニュアル表を作成し，言語化した手順を順番に記載する．
・計算練習では，1つ1つの段階を音読する．音読したとおりの操作をする．終わった段階を確認してチェックを入れる．次の段階を音読する…を繰り返す．すべての段階にチェックが入ったか確認する．
・繰り返し練習で慣れたら，マニュアル表を手元に置いて，見ずに計算する．途中でわからなくなったらマニュアル表を参照してもよい．
・もっと習熟してきたら，マニュアル表を使わずに計算する．
・誤答したら，マニュアル表で各段階の確認作業．
・家庭学習でもマニュアル表を利用して計算練習をした．

【B児の指導ポイント】
1. 知的能力や数概念の把握，数的事実に問題のない点を確認した．
2. 計算手順の混乱に介入するため，計算手順の分解，言語化と，視覚支援シートを利用．
3. 計算手順の段階の細かさ，荒さの設定は，対象により調節する．

(若宮英司)

5 臨床経過

算数の問題は就学前に気づかれることはほとんどなく，就学後に，様々な段階のつまずきに保護者あるいは担任が気づく．本人も算数問題に対する苦手意識をもっている．しかし，知的境界域やその他の原因から算数の習得が困難になる子どもも多いため，算数の成績低下だけでは算数障害を疑われることが少なく，そのまま放置されることが多い．基礎的技能の段階でつまずいているため，学科としての積み上げができず，小学校高学年や中学校の数学に至るまで未修得のままに終わる．

読字障害，書字表出障害に合併することは比較的多く[1,2]，読み書きの検査評価の時点で気づかれることがある(注)．PDD，ADHDとの合併も多く，受診中に学習の困難さに話題が及ぶと気づくことが可能である．

また，算数障害の症状の程度に，読み障害の有無が影響し，文章題の困難の背景には，言語理解やプランニングとは別に，算数的推論の特性が関与する．これらの知見を考慮すると，算数障害の評価と支援に関して，図2のような支援を提案することができる．算数障害は，その困難の領域が広いため，症状を明らかにすることが困難であるが，今回提案した診断手順によって，症状の把握を系統的に行うことができる．

注)：発達性Gerstmann(ゲルストマン)症候群[3〜5]
頭頂葉損傷で生ずるゲルストマン症候群の4つの症候(計算障害，手指失認，左右方向障害，書字障害)に構成失行を加えた5症候が特徴である．5つの症候がすべてそろわないこともあり，読字障害が併存することもある．

文献

1) 内山千鶴子：ある視空間認知障害児における算数障害とその過程．小児の精神と神経．2005; 45: 167-175
2) 大石敬子：構成行為，読み書き，算数に学習困難を持つ症例．LD(学習障害)−研究と実践．1994; 3: 22-33
3) Kinsbourne M, et al.: The developmental Gerstmann syndrome. Arch Neurol. 1963; 8: 490-501
4) 長畑正道，他：発達性構成障害と発達性算数障害．小児の精神と神経．1989; 29: 48-55
5) 熊谷恵子：算数障害の概念−神経心理学および認知神経心理学的視点から−．特殊教育学研究．1997; 35: 51-61

(若宮英司，小池敏英)

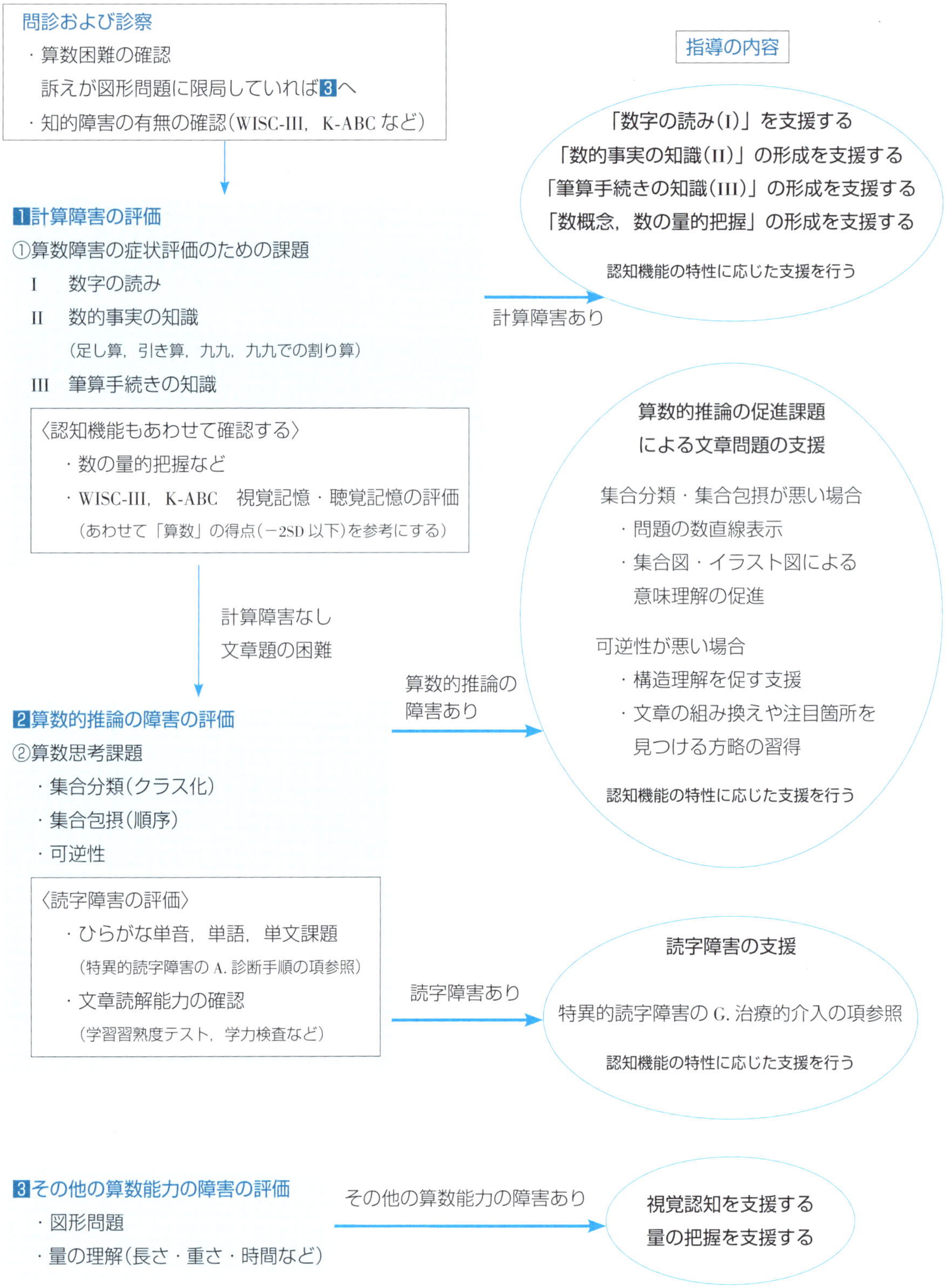

問診および診察
・算数困難の確認
　訴えが図形問題に限局していれば **3** へ
・知的障害の有無の確認（WISC-III，K-ABC など）

↓

1 計算障害の評価
①算数障害の症状評価のための課題
　I　数字の読み
　II　数的事実の知識
　　　（足し算，引き算，九九，九九での割り算）
　III　筆算手続きの知識

〈認知機能もあわせて確認する〉
　・数の量的把握など
　・WISC-III，K-ABC　視覚記憶・聴覚記憶の評価
　　（あわせて「算数」の得点（−2SD 以下）を参考にする）

　　　　　　　　　計算障害あり　→

指導の内容

「数字の読み（I）」を支援する
「数的事実の知識（II）」の形成を支援する
「筆算手続きの知識（III）」の形成を支援する
「数概念，数の量的把握」の形成を支援する

認知機能の特性に応じた支援を行う

↓ 計算障害なし　文章題の困難

2 算数的推論の障害の評価
②算数思考課題
　・集合分類（クラス化）
　・集合包摂（順序）
　・可逆性

〈読字障害の評価〉
　・ひらがな単音，単語，単文課題
　　（特異的読字障害の A. 診断手順の項参照）
　・文章読解能力の確認
　　（学習習熟度テスト，学力検査など）

　　　算数的推論の障害あり　→

算数的推論の促進課題による文章問題の支援

集合分類・集合包摂が悪い場合
　・問題の数直線表示
　・集合図・イラスト図による
　　意味理解の促進

可逆性が悪い場合
　・構造理解を促す支援
　・文章の組み換えや注目箇所を
　　見つける方略の習得

認知機能の特性に応じた支援を行う

　　　読字障害あり　→

読字障害の支援

特異的読字障害の G. 治療的介入の項参照

認知機能の特性に応じた支援を行う

3 その他の算数能力の障害の評価
・図形問題
・量の理解（長さ・重さ・時間など）

　　その他の算数能力の障害あり　→

視覚認知を支援する
量の把握を支援する

図2　算数障害の症状評価に基づく支援の流れ

おわりに

「特異的発達障害 診断・治療のための実践ガイドライン－わかりやすい診断手順と支援の実際－」をご覧いただきまして，いかがでしたか？ 本書は，特異的発達障害の臨床診断と治療指針作成に関する研究チームの主導で企画され，多くの執筆者の臨床力・研究力が結集されて生まれました．厚生労働省精神・神経疾患委託研究を基盤とした成果を世に送り出すことができたことを，関係者としてとても嬉しく思います．

「特異的発達障害」は「学習障害」とほぼ同じ意味の言葉ですが，脳機能障害を背景にした医学的診断名であることをより強調したものであると，理解することができます．

読み書き障害の真の原因はまだ解明されていませんが，脳の発達障害によって文字の読み書きを司る中枢の機能連絡に何らかの不調があり，知能もよく，学ぶ意欲もあり，熱心に学んでいるにもかかわらず，文字の読み書きの修得が極めて困難な症状をいいます．読み書き以外の能力は高いため，怠けているのではないか，やる気がないのではないかと間違われて，辛い思いをしている子どもたちは思いのほか，多いのではないかということは次第に明らかになってきました．

この病気は1896年イギリスのMorgan医師が注目して報告し，1960年代には，アメリカのKirkらによって教育の領域において学習障害として注目されるようになりました．わが国では，1965年の第11回国際小児科学会におけるEisenberg教授やKirk博士の講演に刺激された，故鈴木昌樹医師が関心をもち，地道な診療と研究を続けていました．しかし鈴木医師は1976年にわずか46歳の若さで逝去され，この領域の研究はわが国ではしばらく足踏み状態が続いていました．

2005年4月に発達障害者支援法が施行され，学習障害が医学や教育学のみではなく行政の領域でも対応しなければならない「発達の障害」として周知されることになったのは画期的なことでした．法律の影響は徐々にではありますが，広く社会に浸透してきています．しかしながら，発達障害に悩む子どもたちそしてご家族にとっては，いまだ多くのバリアーが存在します．病気に対する理解を増やすこと，そして一人ひとりに適合したスペシャルな支援を提供することが求められているのだと思います．

このような時期にお届けする本書は，子どもたちが日常の学習場面で困っている点について正しく診断することや指導的介入など，医学や教育の面からの支援を考えるうえでとても役に立つ指南書であると思います．子どもたちと日々向き合い，子どもたちのためにご活躍中の皆様すべてに，是非ともご活用いただけますよう願っております．

2010年 爛漫の春

独立行政法人 国立精神・神経医療研究センター
精神保健研究所所長
加 我 牧 子

索引

和文索引

い

医学モデル　64
一次視覚野　32, 33
遺伝子　27, 72, 81
遺伝性疾患　27
意味システム　77, 78
意味的錯読　4, 56
イラストの提示　56
色を用いた介入　86

う

ウェクスラー記憶検査　43
ウェクスラー式知能検査　2, 43, 92

え

英語　47
英語学習　41
エラスチン遺伝子　81
遠隔双方向情報コミュニケーション技術(ICT)活用　60
遠城寺式発達検査　43

お

大阪LDセンター方式　45
大脇式知的障害児用知能検査　43
送りがな　40
オプトメトリスト　47
音韻意識　70, 78
音韻障害　30
音韻処理　29, 30, 51
音韻処理障害説　26
音韻性ディスレクシア　30
音韻操作課題　3
音韻認識　39, 73, 88
音韻認識障害　30
音節　39
音素　26, 39
音読時間　3, 23
音読の指導法　52

か

絵画語い発達検査　44
外在化障害　64
改善効果　53
ガイドライン―Williams症候群　82
顔の認知　84
可逆性　93
学習障害　24, 28, 65, 67, 72, 80, 81
下後頭側頭回　29
数の概念　83
数の処理システム　130
数の操作　131
数の手続きの知識　131
数の分解　94
数の分解―問題　104, 105
数の分解―練習　103
数の量的把握　93, 131, 134, 136
下前頭回　29
画像検査　42
カタカナ　40, 47, 76, 78
カタカナ書字への介入　48
家庭，学校へのフィードバック　47
眼球運動　46, 49, 70
眼球運動を対象とした介入　49
眼球サッケード　40
漢字　38, 40, 47, 59, 61, 76, 78
漢字学習　86
漢字書字　57, 86
漢字書字への介入　48
漢字読字　55
漢字模写　85
関連遺伝子　27

き

記憶力検査　43
機能的MRI　29, 31, 42
機能的画像検査　42
気分障害　64
急速聴覚処理障害説　26
教育現場との連携　60
教師の認識　74
協調運動　46

く

訓練プログラム　47

け

計算　92, 94
計算―記録紙　96
計算―問題　107, 108, 109, 110, 111, 112
計算―練習　106
計算システム　130
計算障害　30, 129, 130, 135, 136
計算手順　133
計算手順への介入　134
継次処理　68
形態認知　49
言語機能検査　44
言語の音韻化　25
言語媒介　58
言語発達　82
検査課題―特異的算数障害　92
健常児データ―特異的算数障害　127
健常児データ―特異的読字障害　21

こ

語彙　46, 79
行為障害　64
高機能広汎性発達障害　65, 73
高機能自閉症　80
後頭側頭回　51
広汎性発達障害　2, 40, 63, 72, 73, 74, 135
国際ディスレクシア協会　24
コース立方体組み合せテスト　43
語頭音繰り返し　22
コーピング　78

さ

サマリーシート―特異的読字障害　5
算数困難　132, 136
算数思考課題　92, 119～126, 131, 132, 136

算数思考課題—記録紙　120
算数思考課題—正答率　128
算数障害　35, 129, 135
算数障害の症状評価　136
算数障害の症状評価のための課題
　92, 94〜118, 131, 136
算数障害の症状評価のための課題—
　時間　128
算数障害の症状評価のための課題—
　正答率　127
算数的推論　92, 130, 131, 132, 136
算数的推論の障害　92, 129

し

視覚記憶　136
視覚機能　70
視覚構成活動　58
視覚障害説　26
視覚的イメージ　56
視覚的語彙　77, 79
視覚認知　49, 55, 82, 86, 133, 136
視覚認知検査　43
視覚認知領域内のギャップ　83
視空間認知　83
視空間認知障害　81
思考—問題　121, 122, 123, 124, 125, 126
自己修正　22
事象関連電位検査　42
自尊感情　63, 66
失語症　76
社会科単語　55
社会適応　47
社会モデル　64
集合分類　93
集合包摂　93
手指の巧緻性を対象とした介入　49
症状チェック表—特異的読字障害
　3, 4
衝動性眼球運動　40
上頭頂小葉　84
小脳障害説　26
書記素　26
書字　59
書字学習　58
書字困難　55
書字障害　40, 88
書字表出障害　35, 40, 48, 135
書字表出障害の経過　41

神経心理検査　42
心血管系の異常　81
診断手順—特異的算数障害　92
診断手順—特異的読字障害　2
新版-K式発達検査　43
心理検査　43

す

数概念　130, 131, 135, 136
数字呼称　94
数字呼称—記録紙　95
数字呼称—問題　99, 100, 101, 102
数字呼称—練習　97, 98
数字の命名　131
数字の読み　93, 94, 131, 136
数的事実　131
数的事実の知識　93, 94, 130, 131, 135, 136
数量概念　133
数量概念への介入　133
図形認知　131, 136
図形模写　85
図形問題　93

せ

性差　35, 37, 63
成人例　76
前頭回　51
線分・円描画課題　132, 134

そ

促音　4, 40
側頭葉　84

た

大細胞系機能　32
大細胞系視覚経路　73
大細胞系の障害　88
大細胞障害説　26
対人関係　89
第一次視覚野　84
達成感　62
田中・ビネー知能検査V　43
単音連続読み検査　3, 6, 74
単音連続読み検査—記録紙　7
単音連続読み検査—健常児データ　21

単音連続読み検査—問題　9
単語module形成の指導　51, 54
単語形体　51
単語形態認識　29
単語形態認知　30, 51
単語速読検査　3, 10
単語速読検査—記録紙　11
単語速読検査—健常児データ　21
単語速読検査—本番(無意味語)　15
単語速読検査—本番(有意味語)　13
単語速読検査—練習(無意味語)　14
単語速読検査—練習(有意味語)　12
単文音読検査　3, 16, 74
単文音読検査—記録紙　17
単文音読検査—健常児データ　21
単文音読検査—問題　18, 19, 20

ち

逐次読み　4, 47, 53, 56
知的障害　2, 40
中学生の支援　61
注意欠如・多動性障害　2, 30, 35, 60, 63, 64, 65, 67, 68, 80, 135
長音　40
聴覚記憶　55, 58, 136
聴覚言語認知　39
聴覚性短期記憶　39
聴覚認知　73, 82
治療目標　67

つ

通級　80
津守・稲毛式発達検査　43

て

ディスレクシア　24, 25, 30, 32, 50, 72, 76, 79
デコーディング　25, 31, 39, 51, 72, 77, 78
手続きの知識　130

と

東京学芸大学方式　55
同時処理　68
頭頂側頭移行部　29, 51
頭頂側頭部　51
頭頂葉　84
透明漢字カード　58

特異的言語障害　63
特異的言語発達障害　39
特異的算数障害　92
特異的読字障害　2, 37
特異的発達障害　129
読字　59
読字障害　25, 45, 59, 61, 64, 65, 67, 68, 69, 72, 76, 88, 93, 135, 136
読字への介入　47
特殊音節　4, 38, 46, 47, 48, 56
特徴的顔貌　81
特別支援学級　80
特別支援学校　80
特別支援教育　65
特別支援教育コーディネーター　80
特別支援教育の法律　80
鳥取大学方式　50

な

内在化障害　64

に

二次障害　25, 63
二重障害仮説　26, 30, 39
認知機能　93

の

脳血流検査　42

は

背側経路　83
ハイパーレクシア　72, 73, 74
撥音　4
発語・文法処理　30, 51
発生機序　26
発達性 Gerstmann（ゲルストマン）症候群　135
発達性ディスレクシア　2, 25, 38, 77
発達性ディスレクシアの経過　40
発達性読み書き障害　2, 32, 72, 77
バールソン自己記入式抑うつ評価尺度　65

反抗挑戦性障害　64
判定—特異的算数障害　93
判定—特異的読字障害　3

ひ

筆算　94
筆算—問題　113, 114, 115, 116, 117, 118
筆算手続き　133
筆算手続きの知識　94, 131, 136
必要な支援　66
表音文字　30
表語文字　30
標準失語症検査　44
表層性ディスレクシア　30
ひらがな　38, 40, 47, 59, 61, 76, 78

ふ

不安障害　64
腹側経路　83
ブラウン ADD レーティングスケール　68, 70
プランニング　68
フロスティッグ視知覚発達検査　43, 85
文章のカード　16

へ

併存症　63
ベントン視覚記銘検査　43, 78

ほ

紡錘状回　29, 51
保護者支援　64
本の読み聞かせ　52

ま

マグノ VEP　32
まとまり読み　47

み

三宅式記銘検査　43

む

無意味語　3, 10, 14, 21

も

文字—音韻関係　48
文字—音韻変換　38, 76, 78
文字形態　40
文字入力レキシコン　77, 78
文字認識　77, 78
モチベーション　46, 48, 49
モーラ　26, 39

ゆ

有意味および無意味単語速読検査　74
有意味語　3, 10, 12, 21
有病率　34, 37

よ

拗音　4, 40, 46, 71
抑うつ　66
読み誤り　3, 22
読み書き障害　25, 47
読み検査課題—特異的読字障害　3
読み飛ばし　23
読み能力の障害　2

り

量的把握　131
量の概念　82
量の理解　93

れ

レーヴン色彩マトリックス　44

ろ

論理的思考　92

わ

ワープロ　47

欧文索引

A

ADHD（attention deficit hyperactivity disorder） 2, 30, 35, 60, 63, 64, 65, 67, 68, 80, 135
ADHD 合併例 67
ADHD 薬物療法 69
Asperger 74
AVLT（auditory verbal learning test） 3, 44

B

Benton 視覚記銘検査 43, 78
Birleson 自己記入式抑うつ評価尺度 65

C

CD 64
chunking 4, 51

D

DAM グッドイナフ人物画知能検査 43
DD（developmental dyslexia） 2, 25, 77
decoding 25, 31, 39, 51, 72, 77, 78
decoding 指導 51, 53
DEM（Developmental Eyeball Movement test） 45, 49
DD（developmental dyslexia） 38
DN-CAS 68, 70
DSM-IV-TR 24, 35, 129
DSRS-C 65
DTVP-2（Developmental Test of Visual Perception 2nd ed.） 45, 49
dyscalculia 34, 129
dyslexia 24, 25, 30, 32, 50, 72, 76, 79
DYX1C1 遺伝子 27
DYX1C1 遺伝子変異 28

F

FISH 法 81
fMRI 29, 31, 42

Frostig 視知覚発達検査 43, 85

H

HFPDD 65, 73
hyperlexia 72, 73, 74

I

ICD-10 24, 129
IDA 24
ITPA 言語学習能力診断検査 44

K

K-ABC 3, 43, 45, 58, 61, 70, 82, 93, 132, 136
knowledge of number facts 130

L

LD 24, 28, 65, 67, 72, 80, 81
LDI 74

M

magnocellular system 32
module 51
mora 26, 39

O

ODD 64

P

PASS 68
PDD（pervasive developmental disorders） 2, 40, 63, 72, 73, 74, 135
phoneme 39
procedural knowledge 130
PVT-R（picture vocabulary test） 44, 45, 47, 48

R

RAN（rapid automatized naming test） 3, 45, 48, 49
rapid naming 障害 30, 39

RCPM（Raven CPM） 44
RD（reading disorder） 2, 43, 67
Rey 図形 3, 46
Rey の複雑図形検査 45, 48, 92, 132
RTI モデル 50, 53

S

SALA 失語症検査 76, 78
sight word vocabulary 77
SLTA 44, 76
SLTA 標準失語症検査 77
specific language impairment 40
SPECT 42
SRD（specific reading disability, specific reading disorder） 25, 34, 37
syllable 39

T

TK 式読み能力診断検査 77

V

visual word form area 29

W

WAB 失語症検査 76
WAIS-R 成人知能検査 77
Wechsler 式知能検査 2, 43, 92
Williams 症候群 81
WISC-III 2, 39, 42, 45, 47, 48, 49, 53, 56, 60, 61, 70, 82, 92, 93, 132, 133, 134, 136
WMS-R 43
wordchains test 73

数字

7q11.23 部分欠失 81
50 音表 8

- **JCOPY** 〈(社)出版者著作権管理機構 委託出版物〉
  本書の無断複写は著作権法上での例外を除き禁じられています．
  複写される場合は，そのつど事前に，(社)出版者著作権管理機構
  （電話 03-5244-5088，FAX03-5244-5089, e-mail：info@jcopy.or.jp）
  の許諾を得てください．
- 本書を無断で複製（複写・スキャン・デジタルデータ化を含みます）
  する行為は，著作権法上での限られた例外（「私的使用のための複
  製」など）を除き禁じられています．大学・病院・企業などにお
  いて内部的に業務上使用する目的で上記行為を行うことも，私的
  使用には該当せず違法です．また，私的使用のためであっても，
  代行業者等の第三者に依頼して上記行為を行うことは違法です．

特異的発達障害 診断・治療のための実践ガイドライン
－わかりやすい診断手順と支援の実際－　　ISBN978-4-7878-1781-5

2010年 5月27日	初版第1刷発行	2019年 4月25日	初版第9刷発行
2011年 8月16日	初版第2刷発行	2020年10月 9日	初版第10刷発行
2012年11月28日	初版第3刷発行	2021年11月10日	初版第11刷発行
2013年12月25日	初版第4刷発行		
2014年11月20日	初版第5刷発行		
2016年 3月18日	初版第6刷発行		
2017年 5月15日	初版第7刷発行		
2018年 4月16日	初版第8刷発行		

編　集　　特異的発達障害の臨床診断と治療指針作成に関する研究チーム
編集代表　稲垣真澄
発行者　　藤実彰一
発行所　　株式会社　診断と治療社
　　　　　〒100-0014 東京都千代田区永田町2-14-2　山王グランドビル4階
　　　　　TEL　03-3580-2750（編集）　　03-3580-2770（営業）
　　　　　FAX　03-3580-2776
　　　　　E-mail : hen@shindan.co.jp（編集）
　　　　　　　　　eigyobu@shindan.co.jp（営業）
　　　　　URL : http://www.shindan.co.jp/
印刷・製本　広研印刷株式会社

Ⓒ特異的発達障害の臨床診断と治療指針作成に関する研究チーム, 2010. Printed in Japan.
乱丁・落丁の場合はお取り替えいたします．　　　　　　　　　　　［検印省略］

『特異的発達障害 診断・治療のための実践ガイドライン』記録紙　追加

本書第3刷より、筆算(p.113〜118)、思考(p.120〜126)の記録紙を追記いたします。
ご活用ください。

筆算　記録紙

　　　3年生（問題 m、n、o）
　　　4年生（問題 m、n、o、p）
5・6年生（問題 m、n、o、p、q、r）

問題m	正誤	問題n	正誤	問題o	正誤	問題p	正誤	問題q	正誤	問題r	正誤
48＋1(49)		23＋16(39)		26－9(17)		36－27(9)		72×3(216)		62÷2(31)	
23＋5(28)		62＋48(110)		19－8(11)		27－18(9)		64×2(128)		55÷5(11)	
36＋4(40)		23＋82(105)		12－3(9)		58－19(39)		21×5(105)		38÷2(19)	
17＋9(26)		74＋61(135)		36－4(32)		46－39(7)		32×7(224)		60÷5(12)	
41＋7(48)		34＋29(63)		29－6(23)		30－13(17)		73×5(365)		48÷4(12)	
59＋5(64)		43＋21(64)		23－7(16)		31－15(16)		48×6(288)		72÷2(36)	
23＋2(25)		68＋24(92)		28－6(22)		22－14(8)		17×3(51)		36÷3(12)	
57＋2(59)		76＋42(118)		16－7(9)		23－16(7)		27×2(54)		75÷5(15)	
37＋9(46)		51＋37(88)		26－4(22)		34－27(7)		39×2(78)		63÷3(21)	
49＋6(55)		59＋13(72)		28－9(19)		25－18(7)		23×2(46)		56÷4(14)	
								43×2(86)			
								11×3(33)			
時間(秒)		時間(秒)		時間(秒)		時間(秒)		時間(秒)		時間(秒)	

（　）は正答を示す。

[思考] 記録紙

問題1			正誤
①	しき	2+4=6	
	こたえ	6本	
②	しき	2+3=5	
	こたえ	5本	

問題2			正誤
①	しき	9-5=4	
	こたえ	2年生が4人おおい。	
②	しき	5-3=2	
	こたえ	2人	
③	しき	7-3=4、9-4=5	
	こたえ	5人	

問題3		正誤
こたえ	たかしくん	

問題4		正誤
①	赤	
②	青	
③	白	

問題5			正誤
①	こたえ	ぶんぼうぐや	
②	しき	200-50=150	
	こたえ	150円	

問題6			正誤
①	こたえ	ケーキや	3
		ぶんぼうぐや	1
		ゆうびんきょく	2
②	しき	250-100-10=140	
	こたえ	140円	